このシールをはがすと，本書の第4章のPDFをダウンロードするためのユーザ名とパスワードが記載されています．

ここからはがしてください．

本PDFの利用ライセンスは，本書1冊につき1つ，個人所有者1名に対して与えられます．第三者へのユーザ名とパスワードの提供・開示は固く禁じます．また図書館・図書施設など複数人の利用を前提とする場合には，本PDFを利用することはできません．

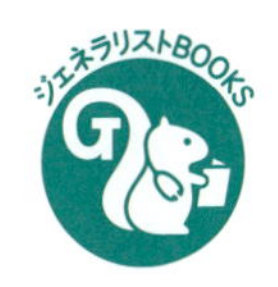

病歴と身体所見の診断学

検査なしでここまでわかる

執筆

群星沖縄臨床研修センター長
徳田安春

医学書院

著者略歴

徳田安春（とくだ　やすはる）

群星沖縄臨床研修センター長.
沖縄県生まれ. 1988年琉球大学卒.
ハーバード大学公衆衛生大学院臨床疫学修士.
沖縄県立中部病院, 聖路加国際病院, 筑波大学附属病院水戸地域教育センター, JCHO本部総合診療顧問を経て, 2017年より現職.
実践的なベッドサイド教育「闘魂外来」での若手育成, 雑誌『総合診療』をはじめ各誌編集委員, NHK「総合診療医ドクターG」への出演など, 幅広く活躍. 著書多数.
趣味はバスに乗ること. 好きな食べ物はゴーヤチャンプルー.

〈ジェネラリストBOOKS〉
病歴と身体所見の診断学―検査なしでここまでわかる
発　行　2017年11月15日　第1版第1刷©
　　　　2019年12月15日　第1版第2刷
著　者　徳田安春
発行者　株式会社　医学書院
　　　　代表取締役　金原　俊
　　　　〒113-8719　東京都文京区本郷1-28-23
　　　　電話　03-3817-5600(社内案内)
印刷・製本　横山印刷

ISBN978-4-260-03245-2

序

診断の 7 割から 8 割は病歴聴取と身体診察の組み合わせで可能である，とよくいわれます．でも，それはエキスパート診断医のパフォーマンスのことだから，自分たちレジデントや若手医師にはちょっと無理なんだよなぁ，などと考える人も多いのではないでしょうか．

テクノロジーテネスムスという現象もあります．早く(あるいは診察より先に?)，血液検査と画像検査を出して，確実に診断していきたいという切迫感です．

でも，エキスパート診断医の診察風景をみてみましょう．彼らは病歴と診察に基づいて検査の適応を決めています．闇雲に検査しているのではなく，必要な検査を必要な場面で行っているのです．

実は，エキスパート診断医の思考過程を分析しそれを身に付けることによって，レジデントや若い医師たちでも診断能力を飛躍的にアップさせることができます．

エキスパート診断医は，無意識の暗黙知(tacit knowledge)を利用して診断しています．この暗黙知，実は究極的には条件付き確率理論なのです．ベイズの理論ともいいます．

例えば，風邪症候群かインフルエンザかの鑑別診断において，インフルエンザの流行を考慮した検査前確率を考え，症状や所見を複数組み合わせることによって次から次と診断の確率を変化させる．このような条件付き確率の計算を無意識のうちに脳内で行っているのです．

もちろんこのような計算をエキスパート診断医がすべてのケースで実際に行っているわけではありません．精密な計算ではなく，ザックリとした確率の変化と，鑑別診断の間での確率の比較です．

そして，さまざまな症候に対してこの方法を無意識に身につけると，エキスパート診断医になれます．ただし，それには長い年月に及ぶたくさんの臨床経験が必要になります．

そこで私は本書を企画することにしました．

本書を読むことで，臨床経験がそれほどなくてもエキスパート診断医になる方法論を意識した知識（explicit knowledge）としてマスターすることができると考えます．コモンな症候に対するアプローチを対話形式で臨床現場をリアルに再現しました．細かい計算はスキップして，できるだけノモグラムを使用しました．

本書は雑誌『総合診療』誌で連載（24 巻 9 号〜26 巻 3 号）した内容に大幅に加筆して成書としたものです．連載では杉本佳子氏と滝沢英行氏にたいへんお世話になりました．そして今回の書籍化にあたり，上田剛士先生は本書の企画に快く助けにきてくれました．そして私にとって貴重な座談会も行うことができました．また，本書の編集には藤島英之氏から有益な助言をたくさんいただくことができました．この 4 人のエキスパートの助けのおかげで本書を出すことができました．心より御礼を申し上げます．

平成 29 年 11 月

徳田安春

目次

第4章は，web サイトより PDF データをダウンロードいただけます.
本書見返しのシールに記載されているユーザ名とパスワードをご用意下さい.
http://www.igaku-shoin.co.jp/prd/03245/

ブックデザイン：菊地昌隆（アジール）

第1章

診断の精度を上げるために

診断精度を上げる 1

診断における臨床疫学の基礎

疫学とは？

R （レジデント）「診断における臨床疫学」のタイトルですが，違和感があります．

G （Dr. G）どこに違和感があるの？

R はい．なぜ，“診断”で“疫学”なのか？のところです．

G わかりました．では，「疫学とは何か」から話を始めましょう．疫学とは何ですか？

R 公衆衛生学のときに勉強するので，衛生状態と病気の関係を調べる学問でしょうか？

G それも含みますが，もっと広い分野を扱います．簡単に言うと，データに基づいて病気の原因や危険因子，関連因子について調べる学問です．

R なるほど．タバコと肺がんの関連などを調べる，というようなことですね．

G それはよい例ですね．疫学はさまざまな分野を扱います．環境と病気の関連を調べる環境疫学，栄養と病気の関連を調べる栄養疫学，社会的要因と病気の関連を調べる社会疫学，などがあります．最近では，遺伝子における塩基配列などと病気の関連を調べる分子疫学もあります．

R 疫学が扱う分野は広いのですね．

表1 2×2 表(two by two table)

	疾患あり	疾患なし	計
所見陽性	a	b	a+b
所見陰性	c	d	c+d
計	a+c	b+d	a+b+c+d

G 診断と治療，予後などの臨床分野を取り扱うのが臨床疫学です．

R わかりました．データに基づくということは数字を用いるのですか？

G そうです．データを扱うわけですから数学，特に統計学と確率を用います．日本人医師はもともと理系が多くて数学が得意な方がたくさんいますので，むしろとっつきやすい学問だと思います．

R 自分は数学が苦手でしたけど理解できるのでしょうか？

G 臨床疫学の基礎領域ではそんなに難しい数式までは使いません．中学校の数学で大丈夫です．

R それなら安心です．それでは，診断における臨床疫学についてレッスンをお願いします．

G わかりました．がんばりましょう．

感度と特異度とは？

G ところで，臨床現場での診断はどのように行いますか？

R 問診と診察，そして検査をして行います．

G そうですね．問診，診察，検査で得られる情報を所見と呼びます．ある所見とある病気の診断についての関係を最も単純に表すと，どうなりますか？

R ある所見があるときとないときで病気の可能性がどうなるか，ですか？

G そのとおりです．それを簡潔に表したのが**表1**の 2×2 表(two by two table)です．

G ではここで，今回注目している所見の特性(検査特性または操作特性とも呼ぶ)を表す指標についてみてみましょう．まずは感度と特異度です．

R 国試前に勉強したあの感度と特異度ですね．

感度

G そう．感度は真陽性率と定義されます．疾患のある患者の中で所見が陽性である確率です．**表1**のデータを用いて計算すると下記の式で表されます．

> 感度(sensitivity)＝a/(a＋c)
> 疾患のある患者の中で所見が陽性である確率

R 何か良い覚え方はありませんかね．

G 有名な臨床疫学の教科書の初版[1)]に記載されていた覚え方があります．PID です．Positive In Disease です．

R PID，すなわち pelvic inflammatory disease（骨盤炎症性疾患）に掛けているのですか？

G そう，あくまでも覚え方です．感度は PID と覚えてください．ところで，感度の高い所見の特徴は何でしょう？

R 真陽性率が高いので偽陰性率が低いということでしょうか？

G そのとおりです．偽陰性率が低いというのは，その所見が陰性であれば当該疾患をほぼ除外できるということです．ただ実際には，事前確率にも影響されるので，厳密には感度 100％の所見でもなければ完全に除外診断することはできません．でも，**感度が高い所見が陰性であれば当該疾患をほぼ除外できる**，ということは重要ポイントですので覚えておきましょう．

R 何か覚え方もあるのでしょうか？

G SNNOUT があります．スナウトと呼びます．SN は感度です．N は陰性を示しています．OUT は除外という意味です．すなわち，感度がかなり高い所見が陰性であれば当該疾患をほぼ除外できる，ですね．

R 「動物の突き出た鼻先」を意味する，スナウトですね．

特異度

G そうです．次に特異度です．定義は？

R たしか，真陰性率だったと思います．

G そのとおり！ 疾患のない患者の中で所見が陰性である確率です．表1のデータを用いて計算すると下記の式で表されます．

> 特異度(specificity) = d/b + d
> 疾患のない患者の中で所見が陰性である確率

R 覚え方もありますか？

G はい．NIH，Negative In Health です．

R National Institute of Health を表す略語ですね．これも覚えやすいですね．

G 感度は PID，特異度は NIH と覚えましょう．ところで，特異度の高い所見の特徴は何でしょう？

R 真陰性率が高いので偽陰陽性率が低いということでしょうか？

G そのとおりです．偽陽性率が低いというのは，その所見が陽性であれば当該疾患をほぼ診断できるということです．ただ実際には，事前確率にも影響されるので，厳密には特異度 100％の所見でもなければ完全に診断することはできません．でも，**特異度が高い所見が陽性であれば当該疾患をほぼ診断できる**，ということは重要ポイントですので覚えておきましょう．

R これも覚え方があるのでしょうか？

G SPPIN があります．スッピンと呼びます．SP は特異度です．P は陽性を示しています．IN は Rule-in すなわち診断という意味です．つまり，特異度がかなり高い所見が陽性であれば当該疾患をほぼ診断できる，ですね．

R 「素顔」を意味する，スッピンですね．

G これも欧米人が考えたものですので，もともとはスピン(回転)の意味です．でも，スッピンのほうが覚えやすいのであればそれでもよいと思います．とにかく，SNNOUT と SPPIN は覚えておきましょう．

R ところで，感度と特異度はなぜ検査特性(操作特性)とも呼ばれるのですか？

G それは重要ポイントです．それは，検査前確率によらず，検査(所見)によって固有の値となるからです．

検査前確率

R 検査前確率とは事前確率のことでしょうか？

G そうです．ここでの「検査」とは，広義の検査です．問診や診察による所見も含まれています．この所見も検体検査や画像検査による検査所見も，確率統計学的には検査(test)として扱うことができるので，ある所見を得る前後の確率変化を検査前確率と検査後確率とも呼ばれています．

　ポピュレーションレベルでは有病率とも呼びます．感度と特異度は疾患の有無からスタートして測定し算出したものです．疾患が「ある」とは，病理診断などの決定的な診断基準(ゴールドスタンダードとも呼ぶ)を満たした場合です．ある所見をゴールドスタンダード基準と比較してみたのが表1です．

適中率とは？

R わかりました．でも，臨床現場では事前確率が大切と聞きましたが…．

G 鋭いですね．臨床現場では目の前の患者さんが疾患にかかっているかどうかが重要です．それを表す指標は適中率です．所見が適中するかどうかです．的中率とも呼びます．

R 適中率ですね．思い出しました．

G それでは，陽性適中率と陰性適中率についてそれぞれ定義も思い出しましょう．

R 了解です．まずは陽性適中率です．所見が陽性の人の中で病気のある確率です．

G そうです．表1のデータを用いて計算すると下記の式で表されます．

> 陽性適中率(positive predictive value)
> $=a/(a+b)$
> 所見が陽性の人の中で病気のある確率

R 次に陰性適中率です．所見が陰性の人の中で病気のない確率です．

G そうです．表1のデータを用いて計算すると下記の式で表されます．

> 陰性適中率(negative predictive value) $=d/(c+d)$
> 所見が陰性の人の中で病気のない確率

R これらの定義も覚え方がありますか？

G ありません．というか，私は知りません．もし，よい記憶法を知っている，または作った方は徳田安春または医学書院まで連絡をくださいね．読者カードに書いて送ってもいいかと思います．

R 私も考えておきます！

G ところで，適中率は診察や検査の所見の有無から疾患の有無を推論するので私たちの臨床推論のプロセスに一致しています．感度や特異度のような操作特性と違って，その値は，有病率または事前確率に依存します．

R ある疾患の有病率が低い集団では陽性適中率は下がってしまう？

G そのとおり．有病率を事前確率に，集団を患者に，言い換えると？

R はい．ある疾患の事前確率が低い患者では陽性適中率は下がってしまう．

G そうですね．一方，ある疾患の事前確率が低い患者では陰性適中率は上がります．事前確率が高い場合はどう？

R はい．ある疾患の事前確率が高い患者では陽性適中率は高くなります．そして，陰性適中率は低くなります．

尤度比とは？

G 次に「尤度比（ゆうどひ）」についてみてみましょう．「尤もらしい（もっともらしい）」の「尤」です．犬じゃありませんので，気をつけましょう．

R 手書きだとほとんど犬ですね．気をつけたいと思います

G 尤度比には，陽性尤度比と陰性尤度比があります．陽性尤度比は，病気のある人が所見陽性となる確率を病気のない人が所見陽性となる確率で割ったものです．感度と特異度を用いると下記の式で表されます．

> 陽性尤度比＝sensitivity/（1-specificity）
> 病気のある人が所見陽性となる確率を病気のない人が所見陽性となる確率で割ったもの

R これをみると，尤度比は検査特性（操作特性）である感度と特異度から計算されています．ですので，尤度比も，検査前確率によらず，検査（所見）によって固有の値となる，でよろしいでしょうか？

G 推論力が高いですね．そうです．事前確率や有病率に影響されない特性です．では，陰性尤度比はどう？

R はい．陰性尤度比は，病気のある人が所見陰性となる確率を病気のない人が所見陰性となる確率で割ったもの，でしょうか．

G そうです．感度と特異度を用いると？

R 次の式で表されます．

陰性尤度比＝(1-sensitivity)/specificity
病気のある人が所見陰性となる確率を病気のない人が所見陰性となる確率で割ったもの

G さて，そろそろ大詰めに近づきつつあります．この尤度比を用いて診察や検査の所見の評価ができます．**陽性尤度比の高い所見ほど検査前後の確からしさ（尤もらしさ）を大きく変化させることができるので診断価値が高い検査**といえます．では，陰性尤度比の低い所見では？

R はい．**陰性尤度比の低い所見ほど除外診断に有用**，でしょうか．

G そのとおりです．陽性尤度比は高いほうがよく，陰性尤度比は低いほうがよい，ということです．両者ともに「比」ですので，逆に1に近いと，尤もらしさ（事前確率から事後確率）を変化させないので，価値の高くない所見といえますね．今回はこの辺で終わりにしましょう．

R ありがとうございます．おかげでよくわかりました．

G どういたしまして．3章では応用編として，感度や特異度，尤度比などを扱う臨床研究論文の読み方についてみてみましょう．

診断精度を上げる 2

診断の精度を上げるために

——対談：徳田安春×上田剛士

実際の診断にEBMをどのように応用していくのか．総合内科を志す若手のロールモデルといえる上田剛士氏を迎え，EBMと内科診断についての対談を行った．「検査以前」に，何を考え，どのような情報が必要なのか．診断の精度を向上させるための真髄に迫る．

上田剛士（うえだ　たけし） 洛和会丸太町病院救急・総合診療科　副部長

総合診療の若手ホープとして，臨床，教育，執筆の場で幅広く活躍．
主な著書に，長年かけて蒐集した診察に関するエビデンスをまとめた『内科診断リファレンス』．近著として『日常診療に潜むクスリのリスク』（ともに医学書院）など，エビデンス，診断，診察に関する著書多数．

2章「病歴と身体所見の診断学　19番勝負」の面白さ

上田　診断の話は，面白さが伝えにくくて，どうしてもカタい話になりがちで，なかなかすっと頭にはいってこないことが多いですね．数字が出てくることも多いですし．しかし，本書では，実際のケースを中心に使い，上級医とレジデントのやりとりを介することによって，すっと頭に入ってきます．尤度比など，使いにくいものを何回も繰り返し説明することでだんだんと抵抗感がなくなってくる．実際の現場での教え方に近いようなスタンスが非常に受け入れやすいと思いました．

徳田 わかりやすく，楽しく学習できるような仕組みになっている，と評価いただけたかと思います．学問的，あるいは実践で使えるレベルか，という点はいかがですか？　簡単すぎたりはしませんでしたか？

上田 実際に遭遇するケースばかりを取り上げられており，実践的だと思います．実際の研修では，よく遭遇するものであるにもかかわらず，裏づけをもって吟味して診療している例は多くないので，これを実際に行うことで，かなりのスキルアップが見込めると感じました．

徳田 エビデンスの質についてはいかがでしょうか？

上田 エビデンスを用いるときに「この所見が重要だから」と，その所見だけにとらわれ，臨床とずれたような診療内容になる場合があると思うのですが，本書では，普段われわれが確認しているようなことの裏づけをつけてくれている．エビデンスの面からみても，臨床医の視点からみても納得できる内容になっていると思います．検査前確率の見積もりから，重要な所見を逃さずに，その所見をしっかり使う項目として選びだして提供していただいていると思いますね．

徳田 先生からみて，これを足したほうがよい，などのアドバイスはありますか？

上田 これに足すというのは，なかなか難しいですね．扱っている症候については，普段診療している内容からみると多くはないので，さらに増えるとよいかなとは思います．

徳田 そういう意味では，本書のコンセプトは，尤度比などをどのように使いこなすか，というエクササイズ的な側面があります．主要な症状をいくつかピックアップして，それに限定された形で紹介しています．さらにこのEBMのコンセプトを発展させて，実際にさまざまな症状に対するアプローチを行っていくためには，上田先生が執筆された『内科診断リファレンス』などを活用して，実践に応用していく，そのような使い方がみえてきた気がしております．

上田 ご宣伝ありがとうございます．『内科診断リファレンス』はあくまでリファレンスです．読者の方の中でも，実際の症例への応用まで至らないという方が多いことが私としても課題でした．本書では，実際の症例にあてはめてみよう，検査後確率はどのくらいになるだろう，ということが疑似体験できますね．この方法は，現場でも実践していかないといけないなと，強い刺激を感じました．

徳田 本書を EBM 実践の初級編として，応用は『内科診断リファレンス』などを使って，現場で活かしてほしいですね．

EBM を教えることの難しさ

徳田 尤度比についてですが，臨床経験や知識が少ない学生や研修医が使いこなすのは難しいと思うのですが，先生が研修医や学生に教育をされるときに，どういった印象がありますか？

上田 尤度比アレルギーをもっている方はとても多いと感じています．感度が高い所見がなければ，除外できますよという，いわゆる「SnNout」であったりしますね．特異度が高いものがあれば，その疾患を強く疑うことができる「SpPin」というものがある，というところまでは受けいれてもらえます．尤度比を使って，検査後確率がどうなるだろうか？ということを考えられる人というのは，まだまだ少ないと感じています．

徳田 そもそも先生と尤度比との出会い，はどうだったのでしょうか？読者の方も興味があるのではないかと思います．尤度比へのこだわりのきっかけは？

尤度比との出会い～数字に取り憑かれるまで

上田 5 年生のとき，外病院実習をした際にはじめて EBM というものに触れました．循環器の先生が総合診療を立ち上げたばかりで，「僕もまだあまり知らないから，一緒に勉強しよう」と仰っていただいて，EBP(『エビデンス精神医療―EBP の基礎から臨床まで』医学書院刊)という精神医学に関する書籍を使って，ベッドサイドで教わりました．それまでのポリクリでは，患者さんを診た経験が浅かったので「結構，これ(症状)があれば○○っぽいよ」とか「だいぶ○○だよ」という主観的な言葉での説明がよくわかりませんでした．「だいぶ」とか「結構」というのは，どのくらいなのか．そこで尤度比を使って，検査前確率から検査後確率を求めて，実際にやってみようということになりました．症例にあてはめてみると「こんなにすごいものがあるのか！」と驚きました．これがあれば，臨床の経験が少ない人でも，検査後確率がどのくらいになるのか，検査の意味，身体所見をとる意味がちゃんと分かると教えていただきました．

徳田 その先生は，その時，「尤度比」「検査前，検査後確率」などはっきりと言葉にして教えてくれたのですか？　当時としてはなじみのない言葉だったと思いますが．

上田 ホワイトボードに書いて教えていただきました．おそらく名古屋大学の伴信太郎先生とつながりがあったのではないかと思います．

徳田 伴先生は『総合診療』(旧誌名『JIM』)誌の元編集委員ですからね．もしかしたら，伴先生が当時の誌上でEBMのコンセプトを紹介していて，それを読まれたか，あるいは直接やりとりがあったか，なんらかのつながりがありそうですね．

上田 つながっている気がします．

徳田 初期研修医になってからはどうでしたか？研修医になってからも尤度比などの情報を集めていましたか？

上田 初期研修医のころは，『JAMA(The Journal of the American Medical Association)』の「Rational Clinical Examination」シリーズなどの尤度比を使って解説してくれる論文を集めて，それを自分でまとめ直し，印刷して持ち歩いていました．救急外来の当直中には，それを見ながら診察していました．

徳田 『JAMA』が後に書籍にまとめてましたよね．その前ということですか？

上田 本になる前です．

徳田 あの連載は不定期で，月1回くらいのペースで出ていましたよね．それを最初からすべてストックしていたと？

上田 そうですね．はじめの頃は全訳をがんばってしていました．6年生の時に伴先生のもとで，鈴木富雄先生(現・大阪医科大学総合診療科)が中心に勉強会をしていたので，そこに参加して全訳をしていました．ポリクリで総合診療を選択しましたが，その後も興味を持ち，月1回のペースで，卒業まで約1年間参加しました．

徳田 1年間も続けるというのは相当ですよ．しかも6年生ともなると，卒試や国試の勉強もあるし，時間的なプレッシャーもあったでしょう．

上田 私としては，それが息抜きだったのです．

徳田 ええっ！　確かに，国家試験対策で暗記ばかりで疲れてきますからね．記憶領域ではなく，ロジカルなほうも使いたいという．

上田 ACPジャーナルクラブのあの赤い本と「Rational Clinical Examination」シリーズの2つを中心に使ってました．

徳田 『Diagnostic Strategies for Common Medical Problems』ね．当時，日本語版はなかったですか？

上田 なかったですね．それとJAMAのものとをストックして，ノートとしてまとめて研修医をスタートしました．当直などでわからないことがあると，次の当直までには調べたことをそのノートに足して，どんどん印刷してストックしてを繰り返しました．

徳田 エクストラのカリキュラムを自分に課して，尤度比の勉強や診断ストラテジーの勉強を積極的にやっていた，と？

上田 そうですね．ですから，鈴木富雄先生には「君は，エビデンスを活用しているというわけではない．君は数字に取り憑かれている」と言われたことがありますね．

徳田 鋭い指摘ですね．

上田 褒め言葉として受け取りましたが(笑)．

徳田 メンターとの出会いは大切ですね．近くにロールモデルがいらっしゃって，直接そういったことを言われる，教えてもらうというのは貴重ですね．学生時代に定期的にやっていたということが，知識とこのコンセプトに対する理解を爆発的に高めたと思いますね．

エビデンスへのアクセス

徳田 論文のストックの方法はどうしていましたか？

上田 初期研修医の時代は紙でしたので，量が増えてくると持ち運べなくなってきました．後期研修医のときは，CD-ROMを持ち歩き，それを見ながらカルテを書いていました．USBメモリは，高価であったことや病院のセキュリティの問題で，使えませんでした．

徳田 現在，蓄積された論文数はどのくらいになりますか？

上田 そうですね…．途中，一度消えてしまったことがあったのですが…．それでも2万本はあると思います．

徳田 2万！ すごいですね．時間的な労力もさることながら，金銭的なことも．給料の半分は論文につぎこむ感じでしょうか？

上田 いえいえ(笑)．今では大学のアカウントをいただいて，論文を見ています．外部からもアクセスできるので，とても便利です．

徳田 教育機関のメリットですよね．市中病院所属で，論文をコレクションしようとしてもアブストラクトだけでフルテキストまで見ることができない，という方は多いですよね．そういうことを乗り越える工夫も必要だと思います．これから若い方々が先生のようなロールモデルを見習って，論文にアクセスできるとよいですね．そういう意味では，上田先生がまとめてリファレンスを出して，それを読めばよい，ということもありうると思いますが，いかがでしょうか？

上田 そういう使い方をしていただいても良いですね．あの本を執筆している最中は，大学のアカウントがまだなくて，当時の自分が無料でアクセスできる限られた範囲の論文ばかりです．どうしてもほしいものは取り寄せてましたが，積み重ねると結構な額になってしまいます．

徳田 それにかかったコストは，印税で相殺されたのではないですか(笑)

上田 (笑)

徳田 先生の努力がみんなのためにもなったので，よかったと思います．

米国での EBM 事情

徳田 私の場合は，シニアレジデントに入ったころ，『JAMA』で EBM という言葉に出会い，「Rational Clinical Examination」をみて驚きました．ただ，その時は忙しくて適当にしか読んでいませんでした．一度米国に行って，研修をする機会がありましたが，みんな尤度比や検査前，検査後確率の話ばかりしている．驚きました．ノモグラムが各外来の壁に貼ってあったのです．

上田 えー！ すごいですね．

徳田 非常に驚きました．私も焦って，なんとかフォローするために，『JAMA』や『Annals of Internal Medicine』とか，『NEJM』も含め，読み込んでいないとまともについていけないことが分かりました．私が総合内科を立ち上げるときには，そういったことを教える人もいなかったので，私が研修医に教えるところから始めました．しかし，このコンセプトに興味をもってもらえる人はほとんどいませんでした．そういう意味では，上田先生は貴重な学習機会を得たのではないかと思います．

検査前確率はざっくりでよい

徳田 本書で展開している検査前確率の扱い方ですが，私のメンターの先生(米国)が「稀であれば 0.1%，比較的コモンであれば 1%，かなりコモンであれば 10%」とざっくりとした使い方をしていました．先生はどのように検査前確率は見積もっていますか？

上田 検査前確率の見積もりは，一番難しいと感じています．疫学的なことは，文献で調べることができますが，それがあまり目の前の症例にあてはまらないことも多いです．例えば，胸痛で心筋梗塞，救急外来だったら心筋梗塞の確率は○○%ですよ，というデータがあっても，自分の病院へ来た胸痛で心筋梗塞だったというケースは，また別なのだと思います．そう考えていくと，細かくこだわる意味はあまりないのかなと感じていました．普段はどうしているかというと，感覚だけでやっていますね．検査前確率が「非常に低い」と感じても，それを表す数字はない．そこに 2.0 くらいの尤度比の所見があったとしても検査後確率はまだまだ低い，という感覚だけがあるのです．これは，それほどはずれることはないのですが，それを人には伝えられません．自分自身でフィードバックすることも難しくなってしまう．それを徳田先生は，あえて単純明快に「0.1%, 1%, 10%」というように表現されていますね．10%のところが 8% だろうと 12% だろうと，結果としては大きな違いはないわけです．具体的に「だいたいこのくらいである」と数字を最初に設定すれば，「検査後確率は 70% です」という明確な数字が出せることで，自分にフィードバックできるようになると思います．この方法には驚かされました．

徳田 なるほど．私の知り合いの名郷直樹先生は，自分のクリニックのデータベースを作っているようです．症状と疾患名をインプットし，電子カルテとしてすぐに引き出せるようにしているようです．ですから，そのクリニックに特異的な検査前確率を出せる．それをご本人から聞いて，それはいいですねと言った記憶があります．究極的にはそこまでやらないと，検査前確率はわかりません．『JAMA』や『NEJM』掲載の論文のデータも，それはボストンのとあるエリアや，巨大な病院のデータであって，それがはたして茨城県の田舎のクリニックに適用できるか，ということはあるわけです．もちろん，稀な疾患は，どの国でも稀なのでそこはよいのですが，コモンなものほど大きな差があったりします．電子カルテがもっと進化し，名郷先生がやっているようなことをさまざまな医療機関でできるようになれば, AI などを活用し，予診の際に入れた症状から，そのクリニックに specific な検査前確率がはじきだせるとプライマリケアで多忙な方々の助けになると思います．その方面の先生の未来予測はいかがですか？

上田 それはぜひ実現してほしいですね．今までどうして電子カルテにそういった機能を入れようとしなかったのかが不思議ですね．プライマリケア領域で検査前確率のデータはまだ少なく，報告もまちまちです．以前，浮腫の疫学を調べようと思ったときに，浮腫を主訴に来院した方のプライマリケアの統計は，ほとんどなかったのです．3次医療機関に紹介された下腿浮腫ではリンパ浮腫が多いというデータプライマリケアではそれほどリンパ浮腫の患者さんが来るとは思えません．

徳田 やはり紹介での例が多くなりますよね．

上田 そうですね．しかしそればかりだと検査前確率がうまく使えないということになってしまいますので，プライマリケアで電子カルテを活用して，データベースを作っていくというのは，とても興味深いお話だと思います．

徳田 テクノロジーの発達でみんなが検査前確率に興味を示すきっかけになり，さらに尤度比を使いたくなるのではないでしょうか．そうなると，先生の本もまた活用されますね．

上田 先生の本も，ですよね(笑)

徳田 そういう意味では過渡期です．臨床医学がロジカルに行われるための入り口のところに，本書や先生の本が位置づけられるのでしょうね．検査前確率も尤度比も，実臨床でデータを集めることが大切です．今，ビッグデータについてさかんにディスカッションされていますが，このような領域こそビッグデータを活用すべきです．自分たちのビッグデータを自分たちのために使い，目の前の患者さんのために使う，そういったことが必要です．これまで，米国のボストンのさらに一部の地域のデータしか出てきませんでしたが，今後は真の意味での検査前確率がどんどん出てくるのかなという期待があります．

診断は病歴が8割

徳田 病歴の取り方，その教え方についてですが，先生はどのように感じていますか？

上田 なかなか難しいです．みんなで回診するという機会が多いのですが，そこで不十分だなと感じているのが病歴の取り方です．ご高齢の方や重症の方などで話すことが難しい患者さんを中心に回診をしていても，病歴のトレーニングがうまくできないと感じています．重症患者をたくさん診てきても，咽頭痛などのコモンな疾患の病歴をおろそかにしている研修医もいます．おそらく，教わる機会が少なかったのだと思います．患者さんの話をきいて，それが風邪っぽいのか，インフルエンザなのか，あるいは肺炎を疑わなければならないのか，それが分からないという研修医も中にはいます．軽症の患者さん，ゆっくり話をしてくれる患者さんを診る機会が足りていない施設というのが，あるのかもしれませんね．研修医だけではなく，もっと上級医にあたる人にも同じことがいえます．病歴をどうやって取るか，ということを教えてくれる教科書はあまりないと思います．身体診察の本はたくさんありますし，検査の仕方も比較的簡単に勉強することができます．病歴をどのように取ればよいか，自分の中でも課題です．先生に教えていただきたいと思っていました．

エキスパートの真似が上達の近道

徳田 先生の仰るとおりです．さまざまなカンファレンスを各病院でやってますよね．私もお邪魔して，カンファレンスの後，実際に病棟ラウンドをして，追加でいくつか聞いてみると，先ほど聞いた病歴とまったく違う情報が出てくることが多くあります．病歴というものはデジタル的なもの，客観性をもってみんなとシェアできるものかというとそうではなく，非常にアナログな，ストーリーをもったものです．一方，病歴は診断をする上で非常に大きな情報源であることは疑いようがありません．病歴の取り方のクオリティが上がっていないこと，標準化されていないことは診断に大きく関わる問題ですので，今回の対談で大きなトピックだと思っています．診断の精度を上げるための，究極のポイントはいかに正しく病歴を取るかにかかっている気がしますね．患者さんの病態を正しくとらえ，その中でシグナルをうまく取り出し，ノイズをいかに除去するかの作業です．その部分は，本に書かれたものではなく，tacit knowledge（暗黙の知)に分類されます．記述しにくい知識なのです．tacit knowledge は，教育学的にも「経験」によっての学習が大きいようです．その「経験」もただ数をこなせばよいわけではなく，スキルアップさせるものを自分自身に課し，それに対して答えを見つけるような姿勢と努力が必要のようです．臨床でいえば，エキスパートについて，病歴の取り方をみて真似ることが近道です．私が研修医のときに，さまざまな先生の回診についていった経験は，今でも生きています．現在でも診察の場面では，私の研修医時代には，米国をはじめ，海外の医師がよく来てくれていました．そういった方々を含めたわれわれの指導医が，研修医では気づかなかった症状をどうやって引き出したのか，ということを何度か目撃しました．その時の衝撃というのは，今でも強く印象に残っています．「病歴は大事だよ」とみなさん書きますが，なかなか伝えきれない．文章では伝えにくい部分があります．しかし，巧みな病歴聴取があったという現象として記述することはできますよね．リアルケースでストーリーを展開するのが望ましいです．

失敗の共有こそ，よい教材となる

徳田 私がいつも研修医の先生にお願いしているのは，実際に「後で聞いたらこうでした」ということは，正直に出してほしい，ということです．みなさん，症例検討会などの際には，あたかもストレートに診断がついたような revised version で発表されていることがありますね．

上田 ありますね(笑)．

徳田 実際はちゃんと聞いていなかったのに，最初から聞いていたような展開になっている．ですから，間違った情報，noise が多い中で，聴取者に対して「鑑別診断は何ですか？」と聞くことは，あまり意味がないと思います．結局，noise を提示して，間違った推論を誘発しているわけですから．むしろ「noise はこうでした．後で聞き直したらこうでした」ということをもう一度出していただいて，noise の海の中からどのように signal を引っ張り出したきたかという過程も出していただいて，そこでみんなでディスカッションをして，鑑別診断のリストを作るほうが理想だと思います．なかなか難しいですが．学会での症例発表の影響もあるのだと思います．noiseの海の中からどうやってsignalを引っ張ってきたのかという過程がない．おそらく，それはソーセージを作る過程と似ていると思います．きれいなソーセージを作る過程でも，ドロドロとしたものが詰まっているわけです．診断がつくまでの過程も同じです．一見きれいに見える診断も，その過程はドロドロしているはずなのです．

上田 確かに学会での発表では，タイトルだけで答えが分かってしまうものが多いです．タイトルに関係することだけを言っていかに時間内に終了できるように，かつ余計なことを言って会場から突っ込まれないことを目指すプレゼンテーションを見かけますね．

徳田 最終的にSLEだったとして，その診断に至る問診はすべてしていましたということになっている．実際はそんなことはなく，必要な情報を引き出すまでに悪戦苦闘があったはずです．その悪戦苦闘がtacit knowledgeであって，勉強になる部分でもあるわけです．

上田 そうですね．

徳田 オープンにするのも難しいと思いますが．中には後から考えると恥ずかしい，失敗の経験も含まれているわけですから．ただ，失敗の経験をシェアすることは重要です．そのためには，非難せず，貴重な経験としてシェアをするケースカンファレンスが望ましいですね．M&Mカンファレンスが近いのですが，昔のM&Mは，どちらかというと犯人探しのような雰囲気がありました．「結局，心筋梗塞を見逃したのは誰だ？」というような．今の時代では，ケースはケースとしてシェアし，今後，診断精度をみんなで上げるためのM&Mがよいと思います．私は，それをQuality M&Mと呼んでいます．犯人捜しではなく，Qualityを上げるための，という意味です．そうすれば，誰かが非難されるようなことはなくなります．故意に誤診や見逃しをしている人はいないと思います．ただ，正確な診断をしようという努力は必要になります．その努力をみんなシェアできるような場があればよいと思いました．

ROSの限界

上田 先ほどのnoiseの話ですが，noiseからの抽出がうまくできなくてつまずく研修医が多いな，と感じています．例えば，「ふらつきが主訴で，体もだるくて，食事もとれず，聞けば便秘もあるし，しびれもある」というケースがあるとします．ROS（review of system）でやってしまうと，すべて「Yes（+）」しかなくなってしまいます．このようなプレゼンテーションを前にして，では，1つひとつの症状に意味があるのかということを確認しながら，それこそnoiseなのかsignalなのかを確認しながら病歴をとると，患者さんが一番困っているのは「ふらつき」であったことが判明したりします．ふらつきが強くて手すりにつかまって歩いている，それが半年間ほど続いていて，手すりがないと不安になっている．もたれかからないと顔が洗えないとまで言われれば，それは「ものすごいふらつきだな」ということがわかります．そうなると，「しびれ」にも意味があるかもしれない．でも「食欲低下」も気になる．そこで，奥さんに聞くと「この人はもともと偏食で，好きなものしか食べないのよ．でも体重は減ってないわ．」ということがわかると，食欲低下はnoiseかもしれないなと考えます．ですから，最近ではROSをあまり言わせずに，鑑別疾患に何を挙げているのか，その所見から何を語りたいのか，聞き手がわかるようにプレゼンしなさい，と教えることがあります．この方法はいかがでしょうか？

徳田 すばらしいですね．それこそ，アナログ的なストーリー展開ですよね．本当はそこが重要なのです．ROSはどうしてもデジタル的で，全部が羅列になりますよね．それをプロブレムリストにしたときに，いったい何が重要なのかがわかりづらい．列挙した本人も困っていることがあります．また，グレーディングもないですよね．「悪寒がある」といっても，ちょっとした軽い悪寒なのか，それとも全身が震えるような悪寒・戦慄なのか．われわれとしてはまったく違うものですよね．

上田 先生のすばらしい研究[2)]の1つ，ですよね．

徳田 ありがとうございます．ROS で「悪寒に◯をつける」だけでは，そういったグレーディングが出てこない．われわれとしては，「程度はどうなのか」ということが重要になります．しかし，これまでの診断学の中で十分に教えられてこなかった部分です．逆に言うと，この部分はむしろアート(Art)なのではないか，とも言えますね．ビッグデータを AI に入力して，その結果を得た研修医が，いきなり上田先生のようなプラクティスができるか，というとそうではないと思います．Art の部分をうまく伝えることができるか，というところが，臨床教育でのわれわれの課題です．もう 1 つのポイントとしては，基礎医学的な病態生理です．血管病変をとっても，腫瘍性病変なのか，感染症なのか，あるいは非感染性炎症なのか，さまざまな病態がありますが，その患者さんの症状の裏に隠れている病態というのを，さらに Basic Science 的な側面も考えて，それをベースに問診と診察をやることと，症状に対して機械的にアプローチしているのとではまったく違うのではないかと思います．心雑音を聞く場合でも，自分の頭の中で弁の開閉など心臓の動きを，循環生理学的にイメージしながら診察しないと．機械的に「この所見があったから AS だ, MR だ.」ではだめなわけです．診察上の所見を生かすには，知識も必要です．

身体診察とエビデンス

徳田 私自身，フィジカルに興味があって，教育活動にも取り入れています．フィジカルに関しては，operator dependent, inter-observer variability，つまりは術者によって，あるいは観察者によって結果が変動する側面があります．先ほどのケースカンファレンスに戻りますと，「この所見はありません / あります」という話をきいて，ラウンドに出るとまったく違っていた，ということがあると思いますが，先生はどのようにお考えですか？

上田 一生懸命にプレゼンを聞いて，確かにこれはよくわからない，変わった病気かもしれないと思って診にいくと，プレゼンから想像した状態とはまったく違っていて，ふと見たら足に皮疹があるなどして，思いのほか簡単に診断に至る場合があります．効率のよい勉強の仕方は，とても難しいですね．やはり自分自身で経験を重ねるしかない部分はありますね．虫垂炎ではないと思って，患者を帰した．でもやはり外科で虫垂炎の診断がついた．手術が決まった．こういった場合，外科の先生からフィードバックをしてもらうような環境作りが必要ですね．手術までに1時間もなく，たとえ30分しかなくとも，慌てて患者さんに会って，お腹を触らせてもらうというような努力を積み重ねていかないと，身体診察はうまくなっていかないと感じています．

徳田 そうですね．急性腹症の腹膜炎の所見は，経験していないとわからないですよね．患者さんには辛いところ申し訳ないのですが，手術前の身体所見をとるときに，なるべく初期研修医に診てもらって学んでもらうようにしています．もちろん，患者さんの苦痛を最小限にするようなコミュニケーションは必要です．そういう経験をしていないと，検査だけでやっていくような危険な臨床になってしまいます．逆に過剰検査で診断をミスリードされるといったケースも稀にあります．患者の主訴とは無関係な，まったく別の所見が見つかってしまい，情報が混乱してしまうようなこともあります．

難しい身体診察は，本当に必要なのか？

徳田 研修医時代に，サパイラ先生から直接言われたことがあります．

上田 あのサパイラ先生ですか？(医学書院刊『サパイラ 身体診察のアートとサイエンス 原書第4版』の著者)

徳田 あのサパイラ先生です．チーフレジデント時代に，サパイラ先生に参加いただくケースカンファレンスのコーディネートを担当し，病歴や身体診察の重要性がよくわかりました．同時期に日本にもEBMが入ってきて，高名なマクギー先生なども「この所見は意味がない」などということを初期の段階では書いていることもありました．それに対して，サパイラ先生はかなり批判的でしたね．ヨーロッパで発展してきた身体診察の技術が完成する時期に生きた人でしたから．その技術の集大成は，本にもまとめて出版していますね．当時のサパイラ先生は，「今の米国のレジデントの診察はあまりにも酷い．そんな米国人(マクギー先生は米国人)の出してきたデータが，果たして私の診察に使えるのかね．」というようなことを言ってましたね．

また，こんなたとえ話もあります．サパイラ先生は音楽が好きで，ピアノもよく弾いていました．弾くのが難しいと言われているショパンの曲について「Rule of Chopin」(ショパンの法則)ということを仰ってました．「ショパンの曲は非常に難しいので，普通の人は弾くことはできない．だからといって，ショパンの曲は意味がない，価値がないということにはならない」ということです．ご存知のように，ショパンの曲は非常に価値があると今でも言われています．そして，ショパンの曲を弾ける人間も確かに存在する．これを身体診察にたとえています．誰もできないような難しい身体診察法は，どうしても成績が悪くなってしまう．そうなると，その診察手技は意味がないという結論を書かれてしまうおそれがある．先ほどのショパンの話と同じように，「できる人間が少なくとも，だからといってすぐに価値がないと切り捨てるのではなく，保存すべきである」という主張です．この話を聞いたのは卒後4年目だったので，はじめは何を言っているのかわかりませんでしたが，後からだんだんとわかるようになりました．

上田 すごくよい言葉ですよね．確かにそのとおりだと思います．

徳田 『身体診察のアートとサイエンス』の中でも，尤度比や感度，特異度が書いてあります．彼自身もそういったものを取り入れており，完全に否定しているわけではありません．しかし，pitfallが心配だとも言っております．エキスパート同士でも意見が異なると書いてある．コンスタント先生という『Bedside Cardiology』という本を執筆された，ニューヨーク大学の循環器の先生がいます．この先生の家にお邪魔したこともあるのですが，先生は「心臓の打診は意味がない」ときっぱりと仰ってました．「私も何回もやったが，できない」と．ところが，サパイラ先生に「循環器の大家の先生も打診法はできないようです」という話をしたら，「私はできます」と仰るのです．実際にやっているわけです．エキスパート同士で意見が異なる顕著な例です．ですから，コンスタント先生の本では打診法のことは書かれていません．すべてPMI (Point of Maximal Impulse)の触診でやっているわけです．われわれのやっている打診をみて「こんなのはダメだ」とコンスタント先生は仰るわけです(笑)．しかし，一方のサパイラ先生は「心臓の打診法は非常に重要な診察手技である」と仰る．そういう意味では，ショパンの曲のある楽曲が，コンスタント先生は弾けないが，サパイラ先生は弾ける，といった，アートの部分があるのかな，という印象を持ちました．実は，2人とも音楽家なんです．physicalが上達する人は，musicにも強い人なのかなという印象を持っています．コンスタント先生は，プロ並のフルート奏者です．サパイラ先生は，ピアノですね．サパイラ先生は，音楽以外にもいろいろなことが好きで，もともとの専門である生化学の知識を活かし，ビールをご自身で醸造されていました．また，料理の本も出版しております．『Tonkatsu』という本で，まさにトンカツの作り方です．本当においしいトンカツの作り方が書いてあって，私の妻は絶賛していました．トンカツは，おいしいものを作るとなるとそんなに簡単ではなく，やはりArtの部分があるようです．私はその辺りは得意ではないのですが．

上田 サパイラ先生の本は，たとえが文学的ですよね．

徳田 非常にバックグラウンドが深く，広い方ですから．実際に，美術をみるのが好きな方でした．ヨーロッパ中を旅して，美術館の話をするのが好きだったようです．アートが好きな人は，さまざまなことに興味が豊富なんでしょうね．

学ぶべき姿勢

上田 先ほどのコンスタント先生の心臓の打診ができないというお話ですが，私にとっては非常に勇気づけられるエピソードです．自分ではわからない，できない診察もありますが，今後も勉強を続ければもっとできるようになるのかな，と希望が出てきます．それを教えてくれたのが，私の恩師である酒見英太先生です．先生は，診察中にはわからなかったこと，聞きそびれたことがあると，あとで患者さんに電話をして確認すると言うのです．それを研修医にもしなさいと仰っていました．はじめは「そんなことで患者さんに電話をするの？」と，疑問にも思いましたし，拷問のような辛さを感じもしました(笑)．ところが，「一点だけ気になることがあって，確認させて欲しいのですが…」と帰してしまった患者さんに電話をすると，ものすごく感謝されることもあるんですね．そうか，こういったことを恥ずかしがったり，変に権威的だったりするのではなく，「患者さんに教えてもらう」という姿勢ですね．酒見先生ほどの先生でもこういった姿勢であったことがとてもよい勉強になりました．私もそういった姿勢は忘れてはいけないと思います．自分が苦手な疾患の患者さんでもどんどんベッドサイドに行けばよいし，外来で聞きそびれた患者さんには電話をすればよい．最近あったケースでは，縦隔腫瘍が見つかった患者さんで，当院では治療ができなかったので大きな病院へ紹介となったのですが，最終的にはホジキンリンパ腫であったことがわかったのです．そんなに珍しい疾患であったなら，いろいろ聞いておきたかったなぁと思いましたね．「お酒を飲んだときに痛くなかったのか？」とか．これを病歴の段階で疑えたらよかったなぁと思いましたね．後日お電話を差し上げて，改めて「こんな症状はなかったか？」など聞きはしましたが，そんなに簡単にはいかずにハズレでした．しかし，こういうことを繰り返すことで Art の部分が高められるのだなと思いました．Science の部分は勉強すればよいですが，Art の部分は，日頃の努力を惜しんでいてはできないなと思いました．

徳田 今の「お酒」と「痛み」ということで思ったのですが，病理診断がついたら「はい，終わり」ではなく，今までの診断のプロセスを振り返ることが大切ですね．時間がとれないことも多いですが，次に同じような患者さんが来たときに，問診する価値があるかどうかに響いてきます．日々の臨床のスキルを高める，診断の精度を高めるための努力ですね．

世界的に検査偏重にかたむく中，日本は？

徳田 そういったプログラムで育った医師は，世界に出しても少ないと思います．いろいろな国を見てきましたが，フィジカルとなると欧米の研修医，特に米国の研修医のスキルが落ちています．「フィジカルのようなアートの大切さキープしながら，サイエンスを進めていったほうがよい」ということがサパイラ先生のメッセージでしたが，フィジカルが検査と比べて感度・特異度から考えると重要ではない．病歴をさーっと取ったあとに，フィジカルを機械的にやって，最後は検査をするしかない．そう考える風潮があります．最近は研究の対象にもなっています．心雑音の聴診スキルがどれくらいあるか？ という研究[3]がありましたが，学生とレジデントの差がない．これがジェネラリストでも差がない．学生からレベルアップしていない．循環器専門医になると差が出てくる，こういう結果なのです．私も驚きました．

上田 それは驚きですね．

徳田 サパイラ先生も憂慮していたことです．結局，決定打となる検査だけしておけばよいだろうという風潮になってしまうと，診察手技が廃れてしまう．それから，ベッドサイドまで入れない回診スタイルが多いですね．廊下でディスカッションしています．患者さんの目の前でやるよりはよいのですが，診察をせずにアテンディング・ラウンドをしている．身体診察のデモンストレーションもできないし，レジデントの身体診察を上級医が確認することもできない．グラム染色もそうです．古き良き時代の欧米がやっていたことを，いま日本が引き継いでやっています．

本書を読まれる方たちへのメッセージ

上田 本書は，身体所見や病歴に興味がある人，というわけではなく，医師全員，また医師を目指す学生全員に読んでほしいですね．どのようにしたらエビデンスを日常の診療につなげていけるか．身体所見や病歴にどうつなげていけるか．まずはその点を体験してほしいと思います．身体所見をなんとなく取るだけだったり，エビデンスだけを持ち出そうとしてもなかなかうまくいかないと思います．本書を入門書として，もし，全員が読むようになったら，日本の医療の質が変わると思います．

徳田 ありがたいお言葉です．全員が読む，ということは売れるということですから，その点でもありがたいです(笑)．

上田 アレルギーをなくす本ですね．とっつきにくい部分をとっつきやすくする本だと思います．繰り返し練習することによって「尤度比」に慣れていくし，検査前確率をここまで明確にして，症例ベースでわかりやすくという，とても親切なスタイルの本ですので，誰にでも読んでいただける内容だと思います．

徳田 本書の内容をさらにプラクティカルなものとして高めるために，先生の書かれた『内科診断レファレンス』を併せて読むことが重要ですね(笑)．この2冊さえあれば，世界のトップ1%の実践者に入れると，そういうわれわれの野望が日本全体に及ぶのではないかと思います．

第2章

病歴と身体所見の診断学19番勝負

19番勝負の1

風邪症状

インフルエンザか？

症例

患者　28歳，女性．病院薬剤師．

主訴　咳，発熱．

現病歴　インフルエンザが流行中の1月下旬のこと．前日の朝より発熱(最高38℃)，咳，咽頭痛，腰痛，大腿部痛があり初診外来受診．悪寒，倦怠感あり．

生活歴　Sick/animal contacts(－), Sexual activity(－), Travel history(－)．飲酒・喫煙せず．

既往歴・内服薬　なし．アレルギー歴なし．

バイタルサイン　血圧129/86 mmHg，脈拍128回/分，呼吸数16回/分，体温37.8℃．

身体所見　全身状態は比較的良好にみえる．咽頭発赤あり．その他，特に異常所見なし．

鼻咽頭ぬぐい液によるインフルエンザ迅速抗原検査結果：陰性．

診察の最後になって，患者本人より勤務希望あり．

問題

- この患者の病態はインフルエンザではないといえるのでしょうか．
- 労働(総合病院の内科病棟勤務)について希望どおり許可してもよいでしょうか．

G では，最初の問題について考えてみましょう．インフルエンザの診断についてはどうでしょうか．

R 迅速抗原検査結果が「陰性」なので否定的と思います．

臨床疫学的に考えてみる

G そうですか……．それなら臨床疫学的アプローチで考えてみましょう．まず，診察前の時点での，有病率 prevalence (pretest probability：検査前確率)を推測してみましょう．

R 患者 1 人ひとりの検査前確率が診察前の時点でわかるのですか．

G 臨床データを収集している施設なら得られます．この症例が受診した週の直前数日の「当院総合診療科初診外来」の全患者のうち，10 人に 1 人は「インフルエンザ」でした．

R なるほど．検査前確率は 10% です！

G 正解！　次に病歴と診察の所見を加えて確率の変化をみてみましょう．各種症状・所見におけるインフルエンザへの尤度比はどうなっていますか．

R 尤度比は卒前で学習しましたが，忘れていました．

検査(所見)の確からしさを押さえる

G 尤度比には陽性尤度比と陰性尤度比があります．**陽性尤度比は，検査(所見)の結果が「陽性」であった時の確からしさの程度(オッズ)を変化させる割合(オッズ比)です．陰性尤度比は，検査(所見)の結果が「陰性」であった時の確からしさの程度(オッズ)を変化させる割合(オッズ比)です．**

陽性尤度比は，

陽性尤度比＝(真の患者で検査が陽性となる割合)/(健常者で検査が陽性となる割合)

で求められます．

　定義上，上の式で分子は感度(sensitivity)で，分母は［1 − 特異

表1 インフルエンザ診断における各種症状・所見の尤度比(likelihood ratio：LR)

症状・所見	LR(likelihood ratio)
発熱なし	0.4
咳なし	0.4
鼻閉あり	0.5
くしゃみあり	0.5
発熱＋咳	5.4
発熱	3.8
倦怠感	2.6
悪寒	2.6

度(specificity)] なので,

陽性尤度比＝感度/(1－特異度)

とも表現されます．式から理解できるように，**尤度比は検査前確率に影響を受けません．**

インフルエンザ診断における各種症状・所見の尤度比は**表1**のようになっています[4)]．尤度比＞1なら疾患確率が上がります．尤度比＜1なら疾患確率は下がります．

G ここで，条件付き確率 conditional probability の定理(Bayes' theorem：ベイズの定理)より，検査前オッズに尤度比の数字をかけると検査後オッズが計算されるので,

検査前オッズ×尤度比＝検査後オッズ

となりますが,

オッズ＝確率/(1－確率)＜変換式＞

確率＝オッズ/(1＋オッズ)＜逆変換式＞

という関係から，検査前確率をオッズに変換して尤度比をかけて検査後オッズを求め，それを逆変換して検査後確率を求めることができます．

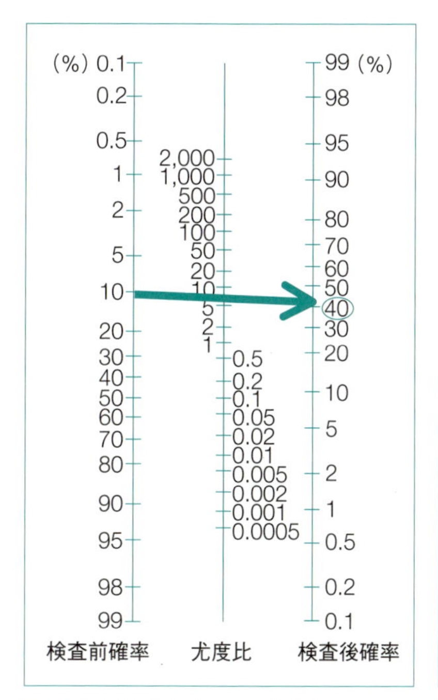

図1 検査前確率 10%，尤度比 5.4

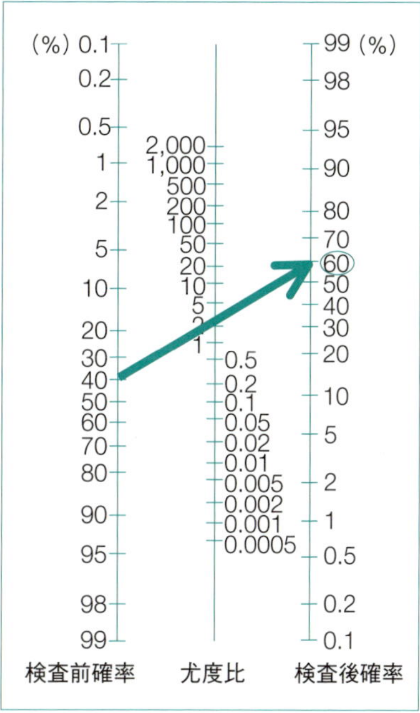

図2 検査前確率 40%，尤度比 2.6

ノモグラムという便利なツール

R 煩雑ですね．何か簡便な方法はないですか．

G あります．ファーガンのノモグラム(Fagan's nomogram)を使うと，検査前確率から尤度比に「直線を引く」だけで，検査後確率を求めることができます[5)]．

R それはすばらしいですね．この症例のインフルエンザの確率をぜひ教えてください．

G はい．この患者さんの診察前の検査前確率は10%でしたね．そして，主訴が「発熱＋咳」でしたので，尤度比は5.4です．ノモグラムを用いてみましょう(図1)．

主訴の「発熱＋咳」だけで確率が40%となりましたね．次に倦怠感です．尤度比は2.6です(図2)．

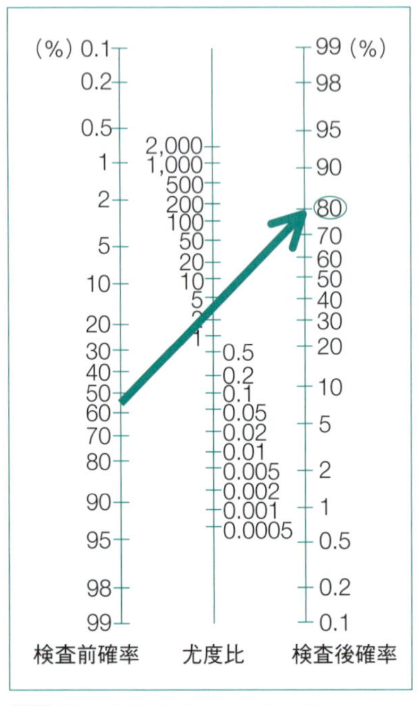

図3 検査前確率 60%，尤度比 2.6

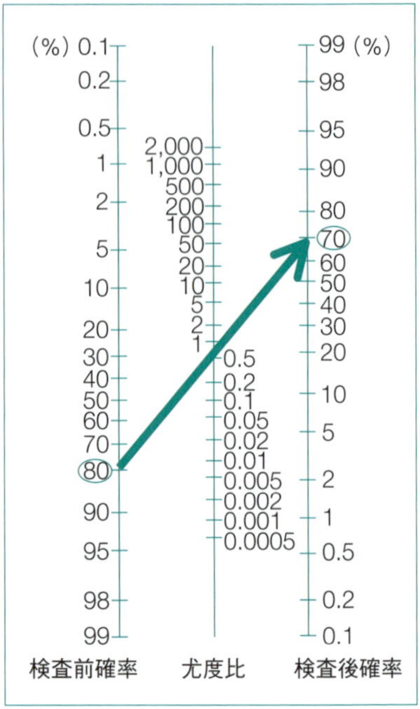

(%) 0.1
0.2
0.5
1
2
5
10
20
30
40
50
60
70
80
90
95
98
99
2,000
1,000
500
200
100
50
20
10
5
2
1
0.5
0.2
0.1
0.05
0.02
0.01
0.005
0.002
0.001
0.0005
99 (%)
98
95
90
80
70
60
50
40
30
20
10
5
2
1
0.5
0.2
0.1
検査前確率
尤度比
検査後確率

図4 検査前確率 80%，尤度比 0.5

確率が 60% となりましたね．次に悪寒です．これも尤度比は 2.6 です（図3）．

R すごい．病歴だけでインフルエンザの確率は 80% になりました．

G 病歴は強力です．

インフルエンザの迅速抗原検査の確からしさを考える

G さて，それでは問題の迅速抗原検査ですが，感度と特異度はどの程度でしょうか．

R はい，臨床研究の結果から，発症後 24 時間経過すれば感度 60% ぐらいで，特異度は 80% 程度とのことです．この症例もちょうど発症後 24 時間過ぎた時点で診察を受けています．

G すばらしい情報収集力だ．今度は陰性尤度比ですね．

R 思い出しました．これは，

陰性尤度比＝(1－感度)/(特異度)

でしたね．とすると，

迅速抗原検査の陰性尤度比＝(1 − 0.6)/ 0.8 = 0.4/0.8 = 0.5

です．ノモグラムを用いてみます(図4)．

(愕然とした表情で)検査が陰性だったのに，インフルエンザの検査後確率は 70% と，10% しか下がっていない！

G そうです．鑑別診断に臨床疫学を応用すると，この患者さんの病態はインフルエンザの可能性がかなり高いということがいえますね．

R インフルエンザですと，院内感染予防の見地からいって，総合病院の内科病棟勤務はお休みをとってもらうことでどうでしょうか．

G すばらしい．

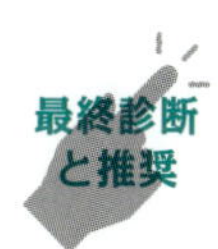

インフルエンザ疑い．自宅で休養．

19番勝負の2

脱水の診断

身体所見で否定できるか？

症例

患者　88歳，男性．認知症で施設入所中．

主訴　食欲低下．

現病歴　認知症で意思疎通は困難．猛暑日が続く8月のこと．3日前より食欲低下あり，摂取量が低下．本日になり声がけにも反応が鈍く，視線を合わせようとしなくなったため，職員により初診外来を車椅子で受診．下痢，嘔吐，冷汗なし．

生活歴　喫煙せず．飲酒は10年前まで毎日焼酎2合．元小説家．

既往歴　アルコール性肝障害．5年前に脳梗塞で右半身不全麻痺．

併存症　高血圧で内服中．

内服薬　テルミサルタン40 mg　1日1回1錠．

アレルギー歴　なし．

バイタルサイン　血圧130/80 mmHg，脈拍80回/分，呼吸数16回/分，体温36.9℃．

身体所見　全身状態は軽度病的にみえる．車椅子にて体重測定できず．貧血，黄染なし．頸静脈圧正常．心音・呼吸音正常．腹部に異常所見なし．四肢の冷感，浮腫なし．capillary refill time < 2秒．

血液検査　BUN 18 mg/dL，Cr 1 mg/dL，Na 149 mEq/L，K 4.0 mEq/L，Cl 100 mEq/L，血糖180 mg/dL．

問題

・この患者は脱水があるといえるのでしょうか？

G 最近の夏は，全国各地で気温が40℃近くにも昇る猛暑が通常となってきています．このような環境では脱水が起こりやすく，特に高齢者はリスクが高くなります．高齢者の脱水は見逃すと死亡率も高くなるため，早期の輸液により予後を改善させる必要があります．今回は脱水疑いのケースについて，まずは症例の病歴と身体所見，簡単な検査結果をみてみましょう．

G では，脱水の診断について考えてみましょう．

R 体重変化や体位性低血圧(3分以内に収縮期血圧が20 mmHg以上低下)・体位性頻脈(3分以内に脈拍が30回以上上昇)が測れればよかったのですが，脳梗塞後で立位がとれないので難しいですね．でも，BUN 18 mg/dL，Cr 1 mg/dLで，BUN/Cr比が18(＜20)なので，脱水は否定的ではないかと思います．

そもそも脱水とは何か

G そうですか……．それなら脱水の定義から考えてみましょう．そもそも「脱水」とは何でしょうか？

R 体の水分が減った状態，でしょうか？

G ほぼ正解ですが，厳密には，**「細胞内の水分量が減った状態」**が脱水です．細胞内スペースは第1スペースとも呼ばれますので，**「第1スペース内の水分量が減った状態」**とも言い換えられます．一方で，BUN/Cr比＞20で推測されるのは「血管内容量が減った状態(volume depletion)」です．血管内スペースは第2スペースとも呼ばれますので，「第2スペース内容量が減った状態」です．ここで注意すべき点は，血管内容量を決定するのは血管内のNa量(濃度ではなく)ですので，血管内容量低下は「血管内のNa量の喪失」

という視点でとらえることもできます．まあ，脱水の時には volume depletion を合併することもよくありますが．

脱水の検査

R わかりました．BUN/Cr 比＞20 が volume depletion なら，脱水の検査所見はどうなりますか．

G 水分は自由に細胞膜を通過しますので，第 1 スペース内の水分量が減ると，第 2 スペースから水分が移動します．結果として血漿浸透圧が上昇します．**一般的に脱水の定義は血漿浸透圧＞295 mOsm/kg が使用されます**．また，血漿浸透圧のかなりの部分は Na 濃度が決定しているので，Na 濃度も上昇します．

R しまった．血漿浸透圧はオーダーしていませんでした．

G 血清浸透圧は下記のように計算で求めることができます(エタノールや毒物などの浸透圧ギャップをもたらす物質が血清中に存在していない，ということが前提ではありますが)．

> Posm（mOsm/kg）＝2×Na（mEq/L）＋血糖（mg/dL）/18＋BUN（mg/dL）/2.8

R 思い出しました．計算してみます．この患者さんでは，
Posm＝(2×149)＋(180/18)＋(18/2.8)＝298＋10＋6＝314 (mOsm/kg)
ですので，脱水があります！

病歴から身体診察へ

G すばらしい．やはり病歴は重要ですね．3 日間も飲食が低下すると脱水のリスクは高いと思います．身体所見も詳しくみてみましょう．体位性低血圧，体位性頻脈，静脈圧低下，毛細血管血流回復時間延長(≧2 秒)，などは volume depletion の所見です．脱水(細胞内の水分量が減った状態)の所見である，眼球陥没(ヒポクラテス顔

貌)，口腔粘膜の乾燥(舌小帯の短縮や舌表面の光沢，舌表面の縦走するしわ)，皮膚のツルゴール低下，そして腋窩の乾燥(dry axilla)をみてみましょう．

指導医の診察

眼球陥没あり，口腔内乾燥あり，皮膚のツルゴール低下あり，腋窩の乾燥あり(図1〜4)．

R 焦点を当てた診察で重要なのですね．

臨床疫学的に「確からしさの程度」を考えてみる

G そうです．では，臨床疫学的に診断分析してみましょう．まずはそれぞれの尤度比をみてみましょう．

R 尤度比は前回の症例で学習しました．尤度比には陽性尤度比と陰性尤度比があります．陽性尤度比は，検査(所見)の結果が「陽性」であった時の確からしさの程度(オッズ)を変化させる割合(オッズ比)，陰性尤度比は，検査(所見)の結果が「陰性」であった時の確からしさの程度(オッズ)を変化させる割合(オッズ比)です．

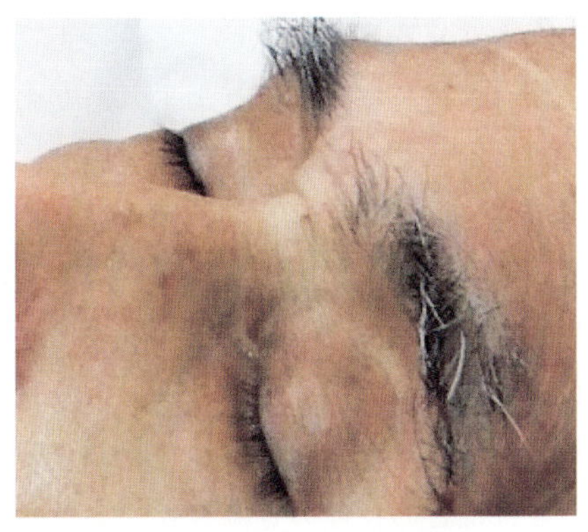

図1 眼球陥没(ヒポクラテス顔貌)
当初はコレラによる脱水患者で記述された．

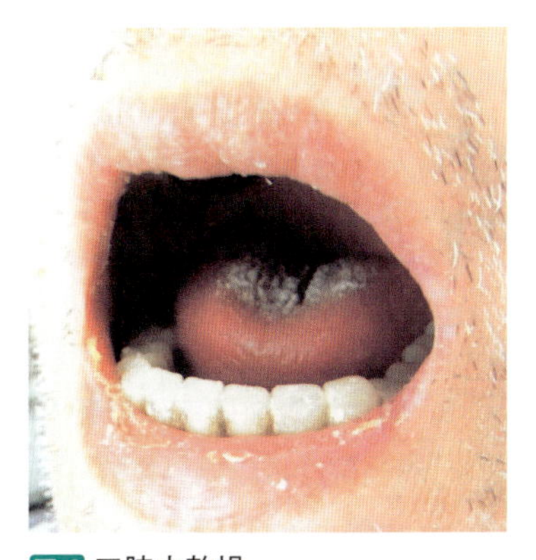

図2 口腔内乾燥
舌小帯の短縮と舌表面の光沢，縦走する舌のしわがみられる．

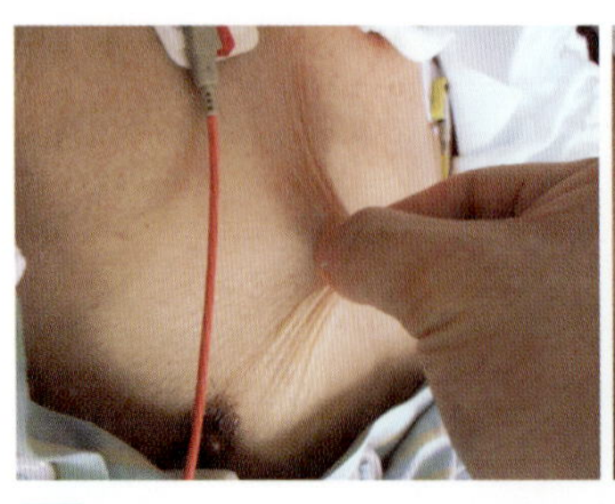
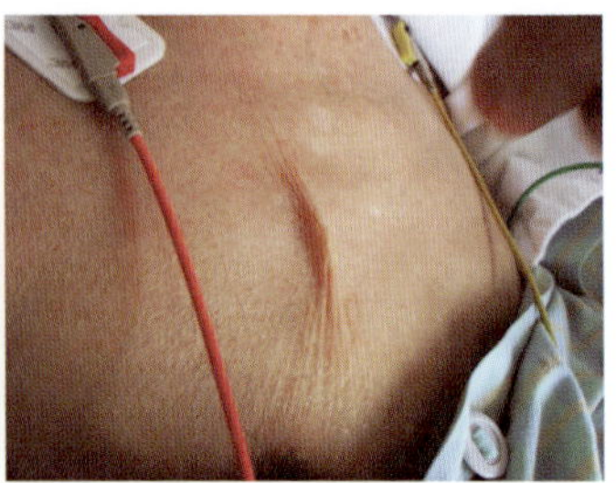

図3 皮膚ツルゴールの低下（前胸部）

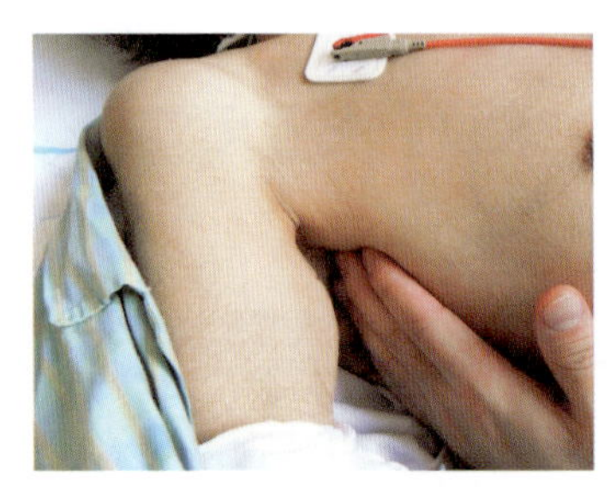

図4 腋窩の乾燥（dry axilla）のみかた

陽性尤度比 ＝ 感度 / （1－特異度）
陰性尤度比 ＝ （1－感度） / 特異度

で求められます．尤度比＞1なら疾患確率が上がります．尤度比＜1なら疾患確率は下がります．

G きちんと学習していますね．過去の臨床研究結果から，脱水の診断における各所見の尤度比は表1のようになっています[6〜9]．

ところで，**尤度比は検査前確率に影響を受けませんが，検査後確率は検査前確率に影響を受けます**．この症例が受診した前の週の「当院総合診療科初診外来」では，来院した全高齢者のうち，10人に約1人は「脱水」でした．これはこの程度の見積もりでよいのです．

R とすると検査前確率は10％からスタートですね．

表1 脱水診断における各所見の尤度比 likelihood ratio (LR)

所見	陽性尤度比	陰性尤度比
体位性頻脈：3分以内に⊿ HR ＞ 30回/分	1.7	0.8
体位性低血圧：3分以内に⊿ SBP ＞ 20 mmHg	1.5	0.9
腋窩の乾燥	2.8	0.6
口腔内乾燥	2.0	0.3
眼球陥没	3.4	0.5
尿比重＞ 1.020	11	0.09

(注)各研究により脱水の定義は若干異なる．口腔内乾燥と縦走する舌のしわの尤度比は同じなので，ここではまとめて記す．HR：heart rate (心拍数)，SBP：systolic blood pressure (収縮期血圧)．

ノモグラムを使いこなす

G 次に病歴と診察の所見を加えて確率の変化をみてみましょう．各所見におけるインフルエンザへの尤度比を順に適用してファーガンのノモグラム(Fagan's nomogram)を使います[10]．

R 腋窩の乾燥，口腔内乾燥，眼球陥没がありましたので，尤度比はそれぞれ2.8，2.0，3.4です．ノモグラムでは**図5**のようになります．

G 身体所見だけで確率が50％となりましたね．最終的には血液生化学検査で確認すればよいと思いますが，採血ができないような場面(在宅)では，尿比重で確定してもよいと思います．

R 尿比重＞1.020の陽性尤度比は11ですからね(**図6**)．
すごい．診察と尿試験紙だけで脱水の確率は90％以上になりました．

脱水における身体所見の感度・特異度

R ところで日本人対象の臨床研究結果もあるのでしょうか．

G われわれがやりました[10]．結果を**表2**に示します．

R 脱水の診断において，「腋窩の乾燥」は感度44％，特異度89％と特異度に優れており，陽性尤度比が4.0で脱水診断のrule-inに優

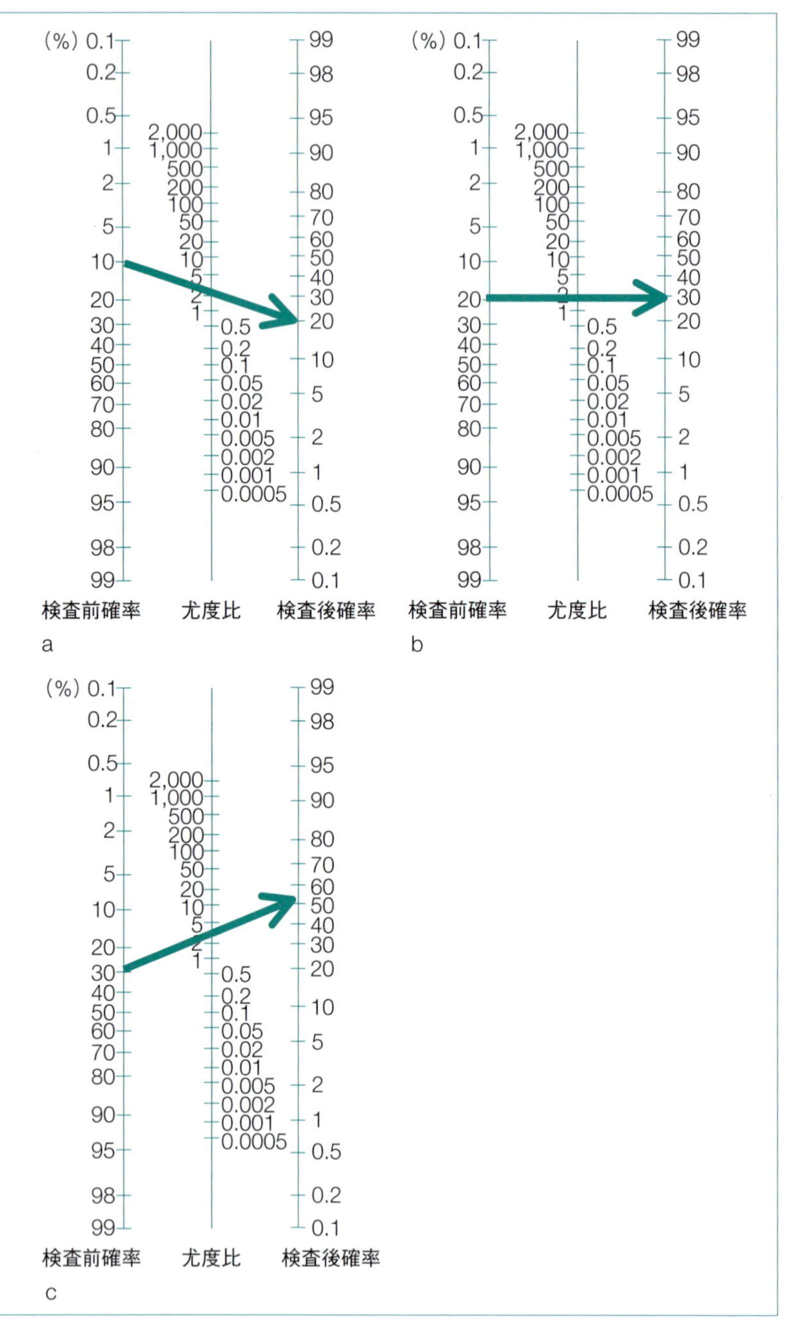

図5 検査前確率 10%，尤度比がそれぞれ 2.8(a)，2.0(b)，3.4(c)の場合の確率の変化

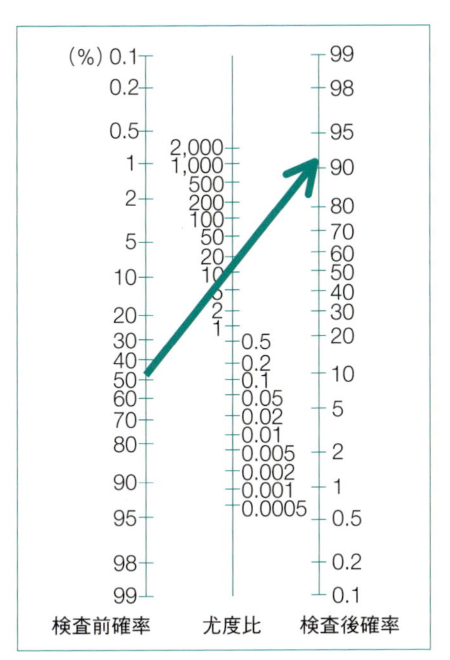

図6 検査前確率 50%，尤度比 10

表2 日本人における脱水所見の操作特性（文献 8 より）

所見	感度（%）	特異度（%）	陽性尤度比	陰性尤度比
腋窩の乾燥	44	89	4.0	0.6
口腔内乾燥	56	61	1.4	0.7
眼球陥没	22	83	1.3	0.9
皮膚ツルゴール低下	22	72	0.79	1.1
CRT の遅延	22	83	1.3	0.9

（注）この研究では脱水の定義は Osmolality ＞ 295 mOsm/kg を使用．

れた所見であることがわかりました．ただ，皮膚ツルゴール低下はあまり有用ではなさそうですね．また，各所見の陽性尤度比はまあまあ高いですが，陰性尤度比はそれほど低くないですね．

G すばらしい解釈だ．身体所見のみで脱水を否定するのは困難といえますね．病歴から脱水が示唆される時は，尿比重をみるとよいと思います．尿比重の陰性尤度比は 0.09 ですからね．

R ところで，この患者さんの最終診断は何だったのでしょうか．

G はい．輸液による脱水の治療をしながら調べてみると誤嚥性肺炎が認められました．抗菌薬療法で軽快し，施設へ戻ることができました．この患者さんでは呼吸音は正常でしたが，脱水患者の肺炎ではクラックルが聴取しにくいということもいわれています(未発表データ)．

R ほっとしました．ところで，この患者さんのBUN/Cr比はどうして上がっていなかったのでしょうか．脱水ではほとんどのケースでvolume depletionが合併するとのことでしたよね．

G BUN/Cr比が正常値だった理由は別にあります．次回その理由を追究してみましょう．

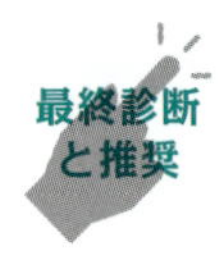

脱水プラス誤嚥性肺炎．入院加療．

19 番勝負の 3

肝硬変の診断

身体所見でどこまでわかる？

症例

患者　58 歳，男性，公務員.

主訴　皮膚の黄染.

数年前より健診で肝機能障害を指摘されていたが特に精査は受けず. HBs 抗原と HCV 抗体は陰性であったという.

今回は 3 週間前頃より皮膚の黄染に気づき，歩行にて外来受診となる．下痢，嘔吐，冷汗，腹痛なし.

生活歴　喫煙歴：1 箱 / 日を 30 年．飲酒歴：日本酒約 2 合 / 日を 30 年.

既往歴　アルコール性肝障害疑い.

内服薬　特になし．アレルギー歴なし.

バイタルサイン　血圧 130/70 mmHg，脈拍 70 回 / 分，呼吸数 16 回 / 分，体温 36.4℃.

身体所見　全身状態は軽度病的にみえる．意識清明．身長 165 cm，体重 65 kg．皮膚に黄染あり．頸静脈圧正常．心音・呼吸音正常．腹部聴診でグル音は正常，触診では軟らかく圧痛・腫瘤触知なし．両下肢（前脛骨部）の浮腫あり（軽度）．pit recovery time < 40 秒.

問題

・この患者は肝硬変があるといえるのでしょうか？

表1 大量飲酒による臓器障害

直接的なもの
- 肝障害：脂肪肝，慢性肝炎，急性肝炎，肝硬変
- 神経障害：小脳失調，認知症，けいれん，末梢神経障害
- 造血障害：血小板減少症
- 心筋障害：心筋症

間接的なもの
- ビタミン欠乏
  - 脚気，Wernicke-Korsakoff 症候群（ビタミン B_1 欠乏）
  - 大球性貧血，汎血球減少症（葉酸欠乏）
  - ペラグラ（ニコチン酸欠乏）
- 栄養障害
  - クワシオルコール（kwashiorkor：タンパク質摂取不足）
  - マラスムス（marasmus：カロリー摂取不足）
- 離脱症候群
  - 振戦せん妄
  - けいれん
- 社会的問題
  - 失業・失職
  - 離婚・別離

G 飲酒が受け入れられる社会状況もあり，大量長期飲酒による健康問題が増えてきています．アルコールは多くの臓器に直接的，間接的な障害をきたします（表1）．さまざまな健康問題だけでなく社会問題まで引き起こす大量飲酒について，臨床医は注意を払い，患者がアルコールによる問題を有していないかどうかに注意する必要があります．アルコール依存症についてのスクリーニング問診にはCAGE スコアなどがあり，広く使用されています．

今回の連載のケースでは，飲酒による直接的臓器障害のなかでも死亡率の高い肝硬変の診断について，血液・画像・病理診断法を使う前にどこまでフィジカルで迫ることができるかについてみていきます．肝臓は「沈黙の臓器」とも呼ばれるように，臓器障害がかなり進行して初めて症状が出てきます．その意味でもフィジカルでの診断が重要となってきます．

身体所見から肝硬変の有無に迫る

G では，肝硬変の診断について考えてみましょう．

R 皮膚の黄染と下肢の浮腫があるので肝硬変がありそうです．あとは血液検査で確認したいと思います．

G そうですね．ただ，皮膚の黄染は高ビリルビン血症以外に，高カロチン血症でも認められます．どのような場合に高カロチン血症となりますか？

R ミカンの食べ過ぎでしょうか？

G そうですね．果物の大量摂取でも起こりますが，甲状腺機能低下症などでも高カロチン血症は起こります．

R 何かよい見分け方はありますか．

G はい．**高カロチン血症では眼球結膜の黄染は認めませんので，皮膚の黄染の時には眼球結膜も観察することが重要です．**

R わかりました．あとで結膜を診察します．浮腫についてはどうですか？

G pit recovery time ＜ 40 秒で fast edema ということですので，低アルブミン血症が疑われますが，肝硬変以外にもクワシオルコール (kwashiorkor：タンパク質摂取不足) などでもみられますので，やはりそれだけでは肝硬変というわけにはいきません．それでは，身体所見を一緒に詳しくみてみましょう (図1～3)．

指導医の診察

- 眼球結膜黄染
- 手掌紅斑 (図1)
- 前胸部皮膚のクモ状血管腫 (図2)
- 肝腫大
- 脾腫
- 両下肢浮腫 (図3)

以上はあり．

- 女性化乳房
- 腹壁静脈の怒張
- フランク・バルジング (flank bulging)
- シフティング・ダルネス (shifting dullness)
- アステリキシス (asterixis：flapping)

などはなし．

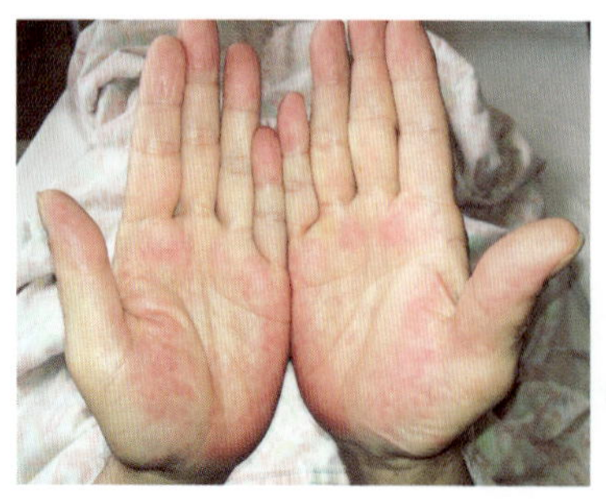

図1 手掌紅斑

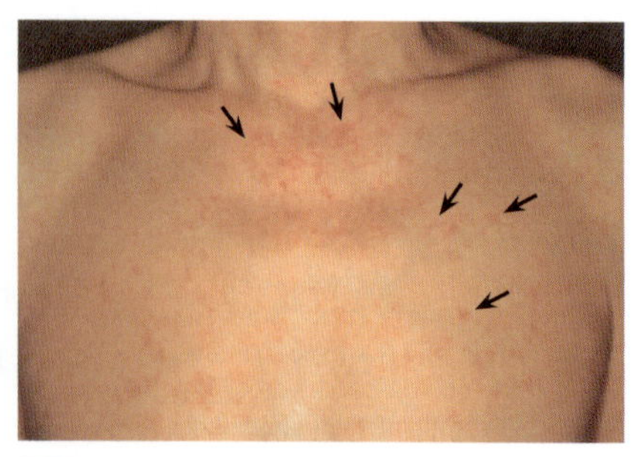

図2 前胸部皮膚のクモ状血管腫
（文献 11 より転載）

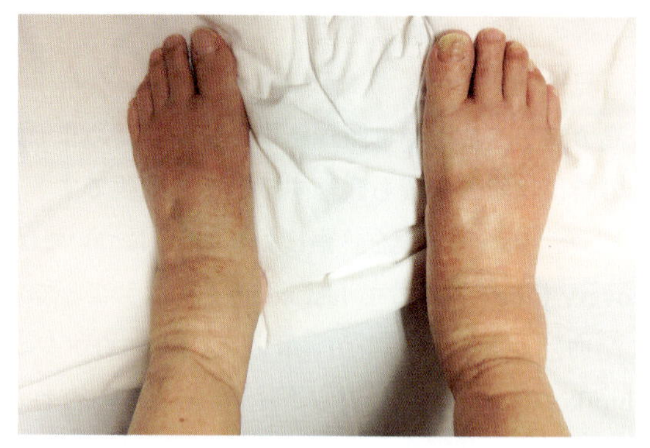

図3 両下肢浮腫

R 焦点を当てた診察が重要なのですね．

G そうです．焦点を当てるポイントは病歴でよい仮説を立てることです．これは hypothesis-driven physical diagnosis と呼ばれています．

R なるほど，問診で仮説立案し，診察で仮説を検証する，という流れですね．

G よいたとえですね．

臨床疫学的に診断分析する

G さていよいよ，臨床疫学的に診断分析してみますが，まずはそれぞれの尤度比をみてみましょう．

R 尤度比は第1章で学習しました．尤度比には陽性尤度比と陰性尤度比があります．陽性尤度比は，検査(所見)の結果が「陽性」であった時の確からしさの程度(オッズ)を変化させる割合(オッズ比)，陰性尤度比は，検査(所見)の結果が「陰性」であった時の確からしさの程度(オッズ)を変化させる割合(オッズ比)です．

陽性尤度比 ＝ 感度/(1－特異度)

陰性尤度比 ＝(1－感度)/特異度

で求められます．尤度比＞1なら疾患確率が上がります．尤度比＜1なら疾患確率は下がります．

G きちんと学習していますね．過去の臨床研究結果から，脱水の診断における各所見の尤度比は**表2**のようになっています[5]．

本症例では，フランク・バルジングとシフティング・ダルネスを認めませんでしたが，これらは腹水の診察手技ですので腹水は「なし」としておきますね．アステリキシスも認めませんでしたが，これは肝性脳症の症状ですので，肝性脳症も「なし」としておきます．

R これらがあれば，かなり進んだ肝硬変ということになりますが，そこまでの症状はないということですね．

G ところで，**尤度比は検査前確率に影響を受けませんが，検査後確率は検査前確率に影響を受けます**．わが国における肝臓病の専門家意見では，日本酒に換算して毎日5合以上を10年以上続けて飲酒した場合(日本酒50合・日/年)は肝硬変になる確率がかなり高い，とされています．この症例の病歴では，飲酒は日本酒約2合を30年ということですから，日本酒60合・日/年ということになります．

臨床現場で使う場合のザックリとした検査前確率

R 検査前確率はどうなりますか？

G 「肝硬変になる確率がかなり高い」ということですので，10%からスタートですね．

表2 肝硬変の診断における各所見の尤度比(likelihood ratio：LR)（文献11を参考に作成）

所見	陽性尤度比	陰性尤度比
黄疸	3.8	0.8
手掌紅斑	4.3	0.6
クモ状血管腫	4.5	0.5
肝腫大	2.3	0.6
脾腫	2.5	0.8
両下肢浮腫	3.0	0.7
女性化乳房	7.0	NS
腹壁静脈の怒張	9.5	NS
腹水	6.6	0.8
肝性脳症	8.8	NS

(注)色文字は本症例で認めた所見，黒文字は本症例で認めなかった所見.
NS＝not significant(有意な値はなし)

表3 ザックリとした検査前確率

稀な疾患	0.1%
比較的コモンな疾患	1%
かなりコモンな疾患	10%

R どうして10%という確率となるのですか？

G わが国の一般成人で肝硬変の有病率は1%未満でしょう．ですので，かなり高いという場合にはその10倍はある，と仮定して10%にするということです．かなりアバウトですが，稀な疾患は0.1%，比較的コモンな疾患は1%，かなりコモンな疾患は10%，というようなザックリとした感じでいいのです(表3).

たとえば毎日10人の初診患者をみる時，「かなりコモンな疾患」は10人のうちの10%で1人となる．つまり，「毎日1人はみる」ということになります.

R 毎日1人みる，というのは確かに「かなりコモンな疾患」という感じになりますね．検査前確率は3つのポイントで考えればよいので大変楽ですね！

G そうです．楽でないと誰も使わないでしょう.

所見を得たことによる確率の変化

G さて，それでは今回のメインディッシュとなる確率の変化をみてみましょう．各所見における肝硬変への尤度比を適用してファーガンのノモグラム(Fagan's nomogram)を使いましょう．

R 黄疸，手掌紅斑，クモ状血管腫，肝腫大，脾腫，両下肢浮腫がありましたので，尤度比はそれぞれ3.8，4.3，4.5，2.3，2.5，3.0です．ノモグラムの確率の変化を6回使用します．

G いや，それはまずい．

R どうしてですか？

G 各所見が互いに「独立(independent)」であればそのようにやっていいのですが，お互いが独立していない所見であれば，そのまま用いることができません．たとえば，手掌紅斑とクモ状血管腫はいずれも高エストロゲン血症に関係しているので，独立していません．

R わかりました．手掌紅斑とクモ状血管腫の両方同時には確率の計算に使えない，ということですね．どちらを使ってもいいのですか？

G どちらでもよいですが，尤度比の絶対値が大きい所見を選んだほうがより診断の正確度は増すと思います．手掌紅斑とクモ状血管腫の陽性尤度比はそれぞれ4.3と4.5ですので，絶対値が4.5と大きいクモ状血管腫を使用して計算するといいと思います．あと「独立でない」所見の組み合わせはあるでしょうか．

R 肝腫大と脾腫も，門脈系圧上昇に関係しているようなので，陽性尤度比の絶対値が2.5と大きい脾腫を使用します．

G すばらしい．

R 黄疸，クモ状血管腫，脾腫，両下肢浮腫が残りましたので，尤度比はそれぞれ3.8，4.5，2.5，3.0で，ノモグラムを4回使用します．

G これらの陽性尤度比をかけ合わせた陽性尤度比の積を使用すれば，ノモグラムの使用は1回で済みます．

R わかりました．ノモグラム使用が4回から1回で済みますね．$3.8 \times 4.5 \times 2.5 \times 3.0 = 128$で，ノモグラムでは図4のようになります．

G 身体所見だけで確率が93％となりました．ところで，この症例では陰性所見もありましたね．

R 女性化乳房，腹壁静脈の怒張，腹水(フランク・バルジングとシフティング・ダルネスを認めない)，肝性脳症(意識清明でアステリキ

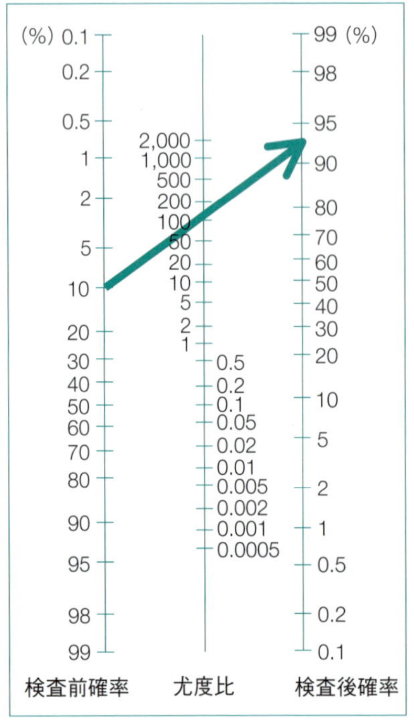

図4 検査前確率10%，尤度比が128の場合の確率の変化

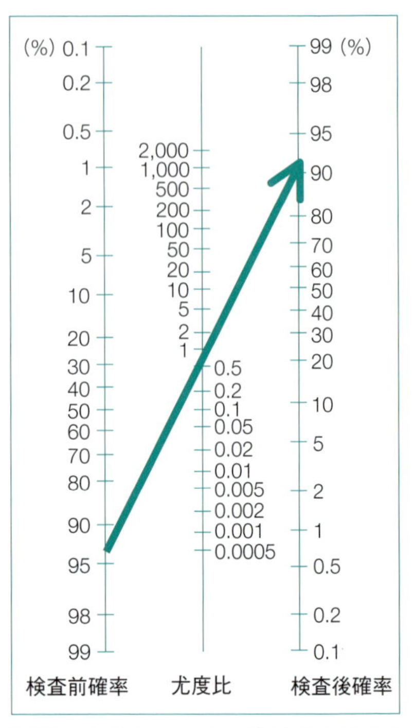

図5 検査前確率93%，陰性尤度比0.8の場合の確率の変化

シスなし)が陰性所見です．

G これらのうち，陰性尤度比がNSでないものは？

R 腹水の0.8です．それを使用しますね(図5)．腹水は「なし」でも，結果的に肝硬変の確率は90%以上になりました．ところで，この患者の検査結果はどうだったのでしょうか．

G 表4のとおりです．

R アルブミンは低めでプロトロンビン時間の延長もあるので，やはり肝硬変はありそうですね．ところで，BUN/Cr比は5と低値ですね．

G BUN/Cr比が上がらないというケースが前回出ていましたね．ここでの症例と同様で，実は前回の症例も肝機能低下があり，尿素合成能低下のためBUNが上昇していなかったのです．

表4 血液検査結果

アルブミン　3.2 g/dL
アンモニア　45 μg/dL
ビリルビン　3.5 mg/dL
AST 150 IU/L
ALT 110 IU/L
BUN 5 mg/dL
クレアチニン 1.0 mg/dL
プロトロンビン時間 INR 1.4

（注）AST = aspartate aminotransferase, ALT = alanine aminotransferase, BUN = blood urea nitrogen, INR = international normalized ratio

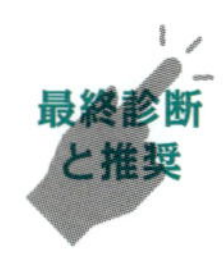

肝硬変．通院加療．

19 番勝負の 4

呼吸困難の診断 その 1

心不全？ COPD ？ 肺塞栓？

症例

患者　50 歳男性，無職.

主訴　呼吸困難.

20 年前より統合失調症で精神科病院通院中.

今回は 10 日前より歩行時の呼吸困難にて外来受診となる.

最後の精神科外来は 1 カ月前であり，その時の定期外来の諸検査では特に呼吸器や循環器の疾患は指摘されてはいなかった.

労作時に動悸あり. 咳，痰，発熱，胸痛，起坐呼吸，発作性夜間呼吸困難，血便，タール便，筋力低下，しびれ，構音障害，嚥下困難，などなし.

生活歴　喫煙歴 1 箱 / 日を 30 年. 飲酒歴なし.

内服薬　非定型抗精神病薬（リスペリドン）を毎日内服.

既往歴　心不全，心筋梗塞，喘息，アレルギー歴なし.

バイタルサイン　血圧 130/80 mmHg，脈拍 96 回 / 分，呼吸数 19 回 / 分，体温 36.7°C.

身体所見　身長 165 cm，体重 59 kg.

全身状態は軽度病的にみえる. 意識清明. 貧血，黄染なし. 頸静脈圧正常. 呼吸音正常. 心音：整，心雑音なし. 腹部・四肢に異常なし. 神経学的に異常所見なし.

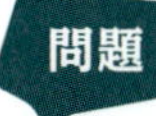

・この患者の呼吸困難の原因は何でしょうか？

G　今回は呼吸困難を取り上げます．呼吸困難は臨床現場で遭遇する頻度が高く，重篤度と緊急度の高い疾患が原因となっていることが多いので，とても重要な主訴です．また，呼吸困難は，入院する可能性の高い主訴の1つでもあります．

呼吸困難とは，「呼吸がつらい」「呼吸が荒くなっている」「呼吸に負担がかかっている」などを自覚することです．呼吸不全，心不全，換気不全などのほか，貧血などの血液疾患や，代償性呼吸性アルカローシスをきたす代謝性アシドーシスなども呼吸困難の原因となります．臓器別に原因を挙げると表1のようになります．

このうち，上気道異物，喉頭蓋炎，喘息，緊張性気胸，急性心不全(特に心原性肺水腫)，急性呼吸筋麻痺(Guillain-Barré 症候群など)，各種の代謝性アシドーシスなどは治療介入の緊急性が高く，「急性の」呼吸困難の重要な疾患です．一方で，慢性の呼吸困難の原因で多いのは，COPD，喘息，心不全，間質性肺疾患です．

では，今回の症例の病歴と身体所見をみてみましょう．BNP (B-type natriuretic peptide)などの検査データのみに頼ることなく，呼吸困難が診断できるようになることが今回の学習目標です．

呼吸困難の鑑別診断

G　では，呼吸困難の診断について鑑別診断を挙げてみましょう．

R　呼吸困難の原因で比較的頻度の高いカテゴリーであるところの，気道・呼吸器疾患や心血管疾患をまず考えたいと思います．貧血や代謝性アシドーシスは，それぞれ身体所見(爪・眼瞼結膜などに貧血の所見なし)やバイタルサイン(安静時の呼吸数が正常)などから否定的と思います．

表1 呼吸困難の原因疾患

気道・呼吸器疾患 上気道疾患：異物・喉頭蓋炎・腫瘍（喉頭・気管）・声帯機能不全 下気道疾患：気管支喘息・腫瘍（気管支）・気管支炎 肺疾患：COPD・肺炎・間質性肺疾患・肺腫瘍・ARDS・肺胞出血 胸膜疾患：気胸・胸水（大量）・胸膜炎・膿胸・中皮腫
心臓血管疾患 心筋障害：心筋梗塞・心筋症（原発性・二次性）・高血圧性心疾患 心臓弁膜症：僧帽弁疾患・大動脈弁疾患・三尖弁疾患 心膜疾患：心外膜炎・心タンポナーデ・収縮性心膜炎 肺動脈疾患：肺塞栓症・肺高血圧症（原発性・二次性） 高拍出量性心不全：慢性貧血・脚気・シャント・甲状腺機能亢進症
血液疾患 貧血（急性・慢性）：出血・溶血・造血障害（原発性・続発性） 異常ヘモグロビン症：CO-Hb，Met-Hb
神経筋・胸郭疾患 中枢神経疾患：脳幹障害・頸髄障害 末梢神経疾患：Guillain-Barré 症候群 運動ニューロン疾患：筋萎縮性側索硬化症 神経筋接合部疾患：重症筋無力症 筋疾患：多発性筋炎・進行性筋ジストロフィー・筋硬直性ジストロフィー 胸郭疾患：高度後彎・高度側彎
その他 代謝性アシドーシス：糖尿病ケトアシドーシス・アルコール性ケトアシドーシス 精神疾患：パニック障害

（注）COPD：chronic obstructive pulmonary disease（慢性閉塞性肺疾患），ARDS：acute respiratory distress syndrome（急性呼吸窮迫症候群），CO-Hb：carbon monoxide hemoglobin（一酸化炭素ヘモグロビン），Met-HB：methemoglobin（メトヘモグロビン）

G では，気道・呼吸器疾患や心血管疾患のなかから何を考えますか？

R はい．なかでも，頻度が高く，重症度や緊急度の高い，心不全やCOPDなどが重要な鑑別となると思います．喘息の既往がないことから喘息は否定的であり，また，胸部単純X線写真を含む定期検査で異常がないことから，慢性間質性肺疾患も否定的と思います．

G それでは，心不全の検査前確率はどうなりますか？

R 「コモンな疾患」ということですので，10%からスタートでよいと

表2 検査前確率のめやす

レアな疾患	0.1%
比較的レアな疾患	1%
コモンな疾患	10%

表3 心不全(左心機能低下)を考慮すべき危険因子や病歴

冠動脈疾患(陳旧性心筋梗塞)
高血圧
糖尿病
心毒性薬剤の投与歴(シスプラチンなど)
心筋症の家族歴
起坐呼吸
発作性夜間呼吸困難

思います(表2). 検査前確率は3つのポイントで考えればよいということでしたね.

G たとえば毎日10人の初診患者を診る時,「コモンな疾患」は10人のうちの10%で1人. つまり,「毎日1人くらいは心不全をみる」ことになるという感覚ですね. **入院患者の呼吸困難の原因疾患では心不全が30%程度であったという報告もありますね.** 今回の症例は初診外来ですので, 10%という検査前確率でスタートしましょう. 表3のような危険因子や病歴があれば心不全(左心機能低下)を考慮します.

診断確率の変化をとらえる

G 次に, 診断確率の変化をみるためには, どうしますか?

R 尤度比を使うと便利です.

G 尤度比の復習もやってみましょうか?

R はい. 尤度比には陽性尤度比と陰性尤度比があります. 陽性尤度比は, 検査(所見)の結果が「陽性」であった時の確からしさの程度(オッズ)を変化させる割合(オッズ比). 陰性尤度比は, 検査(所見)の結果が「陰性」であった時の確からしさの程度(オッズ)を変化させる割合(オッズ比)です.

表4 心不全の診断における各所見の尤度比(likelihood ratio：LR)

(文献4を参考に作成)

所見	陽性尤度比	陰性尤度比
既往歴		
心不全	5.8(4.1～8.0)	0.45(0.38～0.53)
心筋梗塞	3.1(2.0～4.9)	0.69(0.58～0.82)
身体所見		
3音(S3)	11 (4.9～25)	0.88(0.83～0.94)
頸静脈怒張(頸静脈圧上昇)	5.1 (3.2～7.9)	0.66(0.57～0.77)
肝頸静脈逆流(HJR)	6.4 (0.81～51)	0.79(0.62～1.0)
両肺クラックル音	2.8 (1.9～4.1)	0.51(0.37～0.70)
胸部単純X線所見		
肺静脈うっ血	12(6.8～21)	0.48(0.28～0.83)
間質浮腫	12(5.2～27)	0.68(0.54～0.85)
肺胞浮腫	6.0(2.2～16)	0.95(0.93～0.97)
心拡大	3.3(2.4～4.7)	0.33(0.23～0.48)
胸水	3.2(2.4～4.3)	0.81(0.77～0.85)
心電図		
心房細動	3.8(1.7～8.8)	0.79(0.65～0.96)
新しいT波異常	3.0(1.7～5.3)	0.83(0.74～0.92)
新しい波形異常	2.2(1.6～3.1)	0.64(0.47～0.88)

(注)診断仮説は左心機能低下.

陽性尤度比 ＝ 感度 / (1－特異度)

陰性尤度比 ＝ (1－感度) / 特異度

で求められ，尤度比＞1なら疾患確率が上がり，尤度比＜1なら疾患確率は下がります.

G すばらしい．過去の臨床研究結果から，心不全の診断における各所見の尤度比は表4のようになっています[4].

複数の所見から尤度比を求める

R 項目がかなり多いですね．この症例ではどの項目を利用すればよいでしょうか.

表5 BNP (B-type natriuretic peptide)の値による心不全の尤度比

BNP (pg/mL)	尤度比
≧250	4.6 (2.6〜8.0)
≧100, ＜250	2.7 (2.0〜3.9)
≧50, ＜100	1.7 (1.2〜2.6)
＜50	0.06 (0.03〜0.12)

G これらのうちいくつかは互いに「独立でない」所見があります．「ほぼ」独立であるような項目を選択して，それらの「乗」を求めましょう．そしてその乗を尤度比として使えば，検査前確率と尤度比から検査後確率を求めることができます．すなわち，

心不全なし×心筋梗塞なし×3音なし×頸静脈怒張なし×両肺クラックル音なし

$=0.45 \times 0.69 \times 0.88 \times 0.66 \times 0.51$

$=0.09$

となります．

肝頸静脈逆流〔HJR (hepatojugular reflux)〕は頸静脈怒張の所見と互いに「独立でない」所見ですので，HJRは含めないで計算しました．

R 尤度比0.09はかなり低いですね．病歴と身体所見からこれだけの尤度比を出せるのですね．

G そうです．ちなみにBNPの値による尤度比は**表5**となります．

R 病歴・診察だけの尤度比0.09はBNP＜50 pg/mLにも匹敵する所見なのですね．

G そうなんです．さて，それでは今回のメインディッシュとなる確率の変化をみてみましょう．ファーガンのノモグラム(Fagan's nomogram)で検査前確率10%に尤度比0.09を適用してみると**図1**のようになります．

R 心不全の確率が1%となりましたね．検査は不要ですか？

G 心不全を疑った時は，心電図と胸部単純X線写真は必須です．結

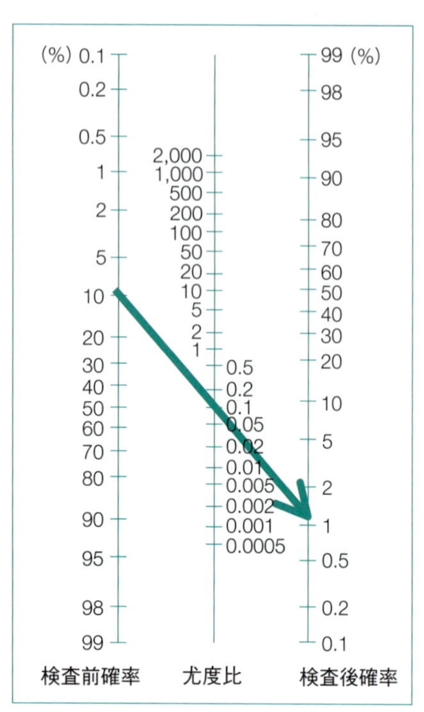

図1 検査前確率10%，尤度比が0.09の場合の確率の変化

果は下記です．

胸部X線写真：異常なし．

心電図：洞性頻脈あり．ただし，軸と波形に異常を認めず．

検査後確率が検査閾値を下回れば次の検査は不要

R BNPは不要ですか？

G そうですね．先ほどの，病歴と診察所見から算出した検査後確率1%が，胸部X線写真と心電図波形に異常を認めないということから，心不全の検査後確率はさらに下がっていますので，まあ不要でしょう．

R 臨床疫学を活用すると，医療費の削減にもなりますね．

G そうです．正確には，**検査後確率が検査閾値を下回ればもはや追加検査は不要**です．さて，この患者さんの診断を引き続き考えてみましょう．次なる鑑別診断は？

R はい．心不全と並んで頻度が高く，重症度や緊急度の高いCOPDが重要な鑑別となると思います．喫煙が1箱/日×30年もありますし．

G わかりました．それでは次回はこの症例の続きで，COPDかどうか臨床疫学的にみてみましょう．

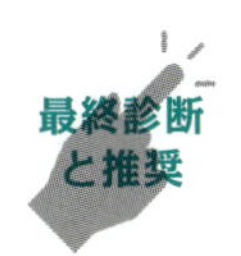

心不全(左心不全)は否定的.

19番勝負の5

呼吸困難の診断 その2

心不全？ COPD ？ 肺塞栓？

症例

患者　50歳男性，無職．

主訴　呼吸困難．

20年前より統合失調症で精神科病院通院中．

今回は10日前より歩行時の呼吸困難にて外来受診となる．

最後の精神科外来は1カ月前であり，その時の定期外来の諸検査では特に呼吸器や循環器の疾患は指摘されてはいなかった．

労作時に動悸あり．咳，痰，発熱，胸痛，起坐呼吸，発作性夜間呼吸困難，血便，タール便，筋力低下，しびれ，構音障害，嚥下困難，などなし．

生活歴　喫煙歴1箱/日を30年．飲酒歴なし．

内服薬　非定型抗精神病薬（リスペリドン）を毎日内服．

既往歴　心不全，心筋梗塞，喘息，アレルギー歴なし．

バイタルサイン　血圧130/80 mmHg，脈拍96回/分，呼吸数19回/分，体温36.7°C．

身体所見　身長165 cm，体重59 kg．

全身状態は軽度病的にみえる．意識清明．貧血，黄染なし．頸静脈圧正常．呼吸音正常．心音：整，心雑音なし．腹部・四肢に異常なし．神経学的に異常所見なし．

問題

・この患者の呼吸困難の原因は何でしょうか？

G 今回は，前回の続きで呼吸困難の症例についてみていきます．前回の心不全と同様に，臨床現場で遭遇する頻度が高く，重篤度と緊急度の高い慢性閉塞性肺疾患(chronic obstructive pulmonary disease：COPD)の診断について考えていきます．COPDは，喘息，心不全，間質性肺疾患などとともに，「慢性の」呼吸困難の原因としても多い疾患となっています．では，前回の症例の病歴と身体所見をもう一度みてみましょう．胸部CT検査などにのみ頼ることなく，呼吸困難が診断できるようになることが今回の学習目標です．

呼吸困難からCOPDを疑ったら

G では，呼吸困難の診断について，鑑別診断を挙げてみましょう．

R 貧血や代謝性アシドーシスは，それぞれ身体所見(爪・眼瞼結膜などに貧血の所見なし)やバイタルサイン(安静時の呼吸数が正常)などから否定的でした．呼吸困難の原因で比較的頻度の高いカテゴリーであるところの，気道・呼吸器疾患や心血管疾患をまず考えたいと思います．

G そうですね．では，気道・呼吸器疾患や心血管疾患のなかから何を考えますか？

R はい．なかでも頻度が高く，重症度や緊急度も高い，心不全やCOPDなどが重要な鑑別となると思います．喘息の既往がないことから喘息は否定的で，胸部単純X線写真を含む定期検査で異常がないことから，慢性間質性肺疾患も否定的と思います．心不全は前回の分析で否定的でした．

G そうでしたね．では，COPDの検査前確率はどうなりますか？

R 「コモンな疾患」ということですので，10%からスタートでOKで

表1 検査前確率のめやす

レアな疾患	0.1%
比較的レアな疾患	1%
コモンな疾患	10%

しょうか(**表1**). 検査前確率は3つのポイントで考えればよいということでしたね. 毎日10人の初診患者をみる時,「コモンな疾患」は, 10人のうちの10%で1人. つまり,「毎日1人くらいは心不全をみる」ということになるという感覚ですね.

G そうですね. **40歳以上の成人における実際の有病率の研究では, 男性が約10%で, 女性はその半分の約5%でした**[4]. ですので, 10%からスタートでOKです. 次に, 診断確率の変化をみるためには?

R 尤度比を使うと便利です. 尤度比には陽性尤度比と陰性尤度比があります. 陽性尤度比は, 検査(所見)の結果が「陽性」であった時の確からしさの程度(オッズ)を変化させる割合(オッズ比). 陰性尤度比は, 検査(所見)の結果が「陰性」であった時の確からしさの程度(オッズ)を変化させる割合(オッズ比)で,

陽性尤度比 = 感度/(1−特異度)

陰性尤度比 =(1−感度)/特異度

で求められます. 尤度比＞1なら疾患確率が上がり, 尤度比＜1なら疾患確率は下がります.

所見の組み合わせで尤度比を求める

G 完璧ですね. 過去の臨床研究結果から, COPDの診断における病歴と診察の尤度比は所見の組み合わせで行うべきとされています[4]. では, 多変量モデルから得られた結果をみてみましょう(**表2**).

R このモデルを使うと4項目あればCOPDとほぼ診断できるという感じですね. この患者さんの身体所見を詳細にとってみました.

表2 COPDの診断における各所見の尤度比その1(likelihood ratio：LR)

(文献4を参考に作成)

各所見	陽性尤度比	陰性尤度比
年齢45歳以上	1.3	0.4
40 PY以上の喫煙歴	8.3	0.8
「COPD」といわれたことがある	7.3	0.5
気管短縮：喉頭最高位4 cm以下	2.8	0.16
所見の組み合わせ		
上記所見4つ全部あり	220	
上記所見4つ全部なし		0.8

(注)PY：pack-year(1日の喫煙箱数×喫煙年数)

表3 COPDの診断における各所見の尤度比その2(likelihood ratio：LR)

(文献4を参考に作成)

各所見	陽性尤度比	陰性尤度比
喫煙55年以上	10	
喫煙31〜55年	3.5	
喫煙30年以下	0.23	
聴診で喘鳴あり	4.1	0.25
自覚症状で喘鳴あり	3.8	0.26
所見の組み合わせ		
喫煙55年以上で自他覚とも喘鳴あり	156	
喫煙30年以下で自他覚ともに喘鳴なし		0.02

追加の病歴・身体所見

- COPDといわれたことなし
- 自覚症状としての喘鳴はなし
- 気管短縮はなし
- 樽状胸郭なし
- 喘鳴なし

G そうすると，この患者さんでは，どうなりますか？

R 年齢(50歳)のみ「陽性」です．4項目の組み合わせは使えないようです．

G では，別の推奨モデルがあるのでそれをみてみましょう(**表3**)．

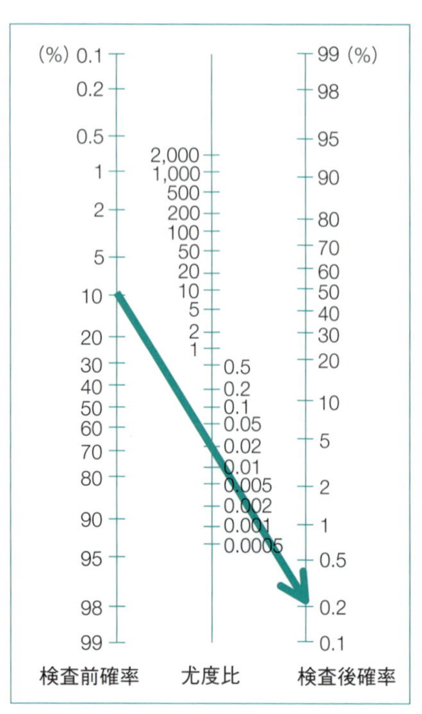

図1 検査前確率 10%，尤度比が 0.02 の場合の確率の変化

R このモデルですと，患者さんは「喫煙 30 年以下で自他覚ともに喘鳴なし」に該当します．陰性尤度比は 0.02 ですからかなり強力ですね．

検査後確率から追加検査の要不要を見極める

G そうです．さて，それでは今回のメインディッシュとなる確率の変化をみてみましょう．ファーガンのノモグラム（Fagan's nomogram）で検査前確率 10％に尤度比 0.02 を適用してみると図1のようになります．

R COPD の確率が 0.2％となりましたね．検査は不要ですね．

G 心電図と胸部単純 X 線写真は必須ですが，スパイロメトリーは不要ですね．

胸部 X 線写真：異常なし．
心電図：洞性頻脈あり．ただし，軸と波形に異常を認めず．

R 臨床疫学を活用すると，医療費の削減にもなりますね．

G そうです．正確には，**検査後確率が検査閾値を下回ればもはや追加検査は不要です**．さて，この患者さんの診断を引き続き考えてみましょう．次なる鑑別診断は？

R はい．重症度や緊急度の高い肺塞栓症が重要な鑑別となると思います．胸部 X 線写真が異常なし，ですので．

G わかりました．それでは次回もまたこの症例の続きで，肺塞栓かどうか臨床疫学的にみてみましょう．

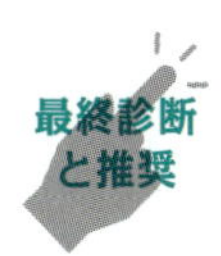

COPD は否定的．

19番勝負の6

呼吸困難の診断 その3

肺塞栓？

症例

患者　50歳男性，無職.

主訴　呼吸困難.

20年前より統合失調症で精神科病院通院中.

今回は10日前より歩行時の呼吸困難にて外来受診となる.

最後の精神科外来は1カ月前であり，その時の定期外来の諸検査では特に呼吸器や循環器の疾患は指摘されてはいなかった.

労作時に動悸あり．咳，痰，発熱，胸痛，起坐呼吸，発作性夜間呼吸困難，血便，タール便，筋力低下，しびれ，構音障害，嚥下困難，などなし.

生活歴　喫煙歴1箱/日を30年．飲酒歴なし.

内服薬　非定型抗精神病薬(リスペリドン)を毎日内服.

既往歴　心不全，心筋梗塞，喘息，アレルギー歴なし.

バイタルサイン　血圧130/80 mmHg，脈拍96回/分，呼吸数19回/分，体温36.7°C.

身体所見　身長165 cm，体重59 kg.

全身状態は軽度病的にみえる．意識清明．貧血，黄染なし．頸静脈圧正常．呼吸音正常．心音：整，心雑音なし．腹部・四肢に異常なし．神経学的に異常所見なし.

検査所見　胸部X線写真：異常なし．心電図：洞性頻脈あり．ただし，軸と波形に異常を認めず.

問題

・この患者の呼吸困難の原因は何でしょうか？

G 引き続き，今回も呼吸困難の患者の症例から，近年，頻度が増えている肺塞栓症(pulmonary embolism：PE)の診断について考えていきます．この疾患の重症型は，重篤度と緊急度の高い疾患ですね．

では，症例の病歴と身体所見をもう一度みてみましょう．病歴と診察を中心に，呼吸困難が診断できるようになることが学習目標です．

呼吸困難の鑑別診断

G では，このケースの呼吸困難の診断について，これまでの鑑別診断のまとめをどうぞ．

R 貧血は身体所見(爪・眼瞼結膜などに貧血の所見なし)から否定的．代謝性アシドーシスは，バイタルサイン(安静時の呼吸数が正常)から否定的．呼吸困難の原因でよくみられる気道・呼吸器疾患や心血管疾患のなかから，比較的頻度が高く，重症度や緊急度の高い，喘息や心不全，慢性閉塞性肺疾患(COPD)などが重要な鑑別となっていましたが，喘息の既往がないことと呼吸音が正常なことから喘息は否定的，そして，心不全とCOPDは前回の臨床疫学的分析で否定的でした．

G そうすると，これらの「コモンな疾患」が否定的となったわけですね．さて，次に何を考えますか？

R はい．胸部X線写真が異常なしということで肺実質の器質的疾患ではなさそうです．12誘導心電図検査でも「洞性頻脈」でしたので，心臓原発の疾患ではなさそうです．近年，頻度が増えている，重症度や緊急度の高い肺塞栓症(PE)が重要な鑑別となると思います．

肺塞栓症の検査前確率

G では，そのロジックを分析してみましょう．まず，肺塞栓症の検査前確率はどう表現しますか？

R はい，low, moderate, high の 3 つの確率(probability)のカテゴリーであったと思います．

G この確率をあえて数値化すると？

R えっ？　それは，誰も教えてくれなかったですね．

G 肺塞栓症では low は 15% 未満，moderate は 15〜35%，high probability は 35% を超える，というくらいが推奨されていますね[4]．

R はい，わかりました．ところで疫学はどうなっているのでしょうか？

G 1 年間で人口 1,000 人当たり 1 人程度が静脈血栓症を起こすといわれています．このうち 1/3 は肺塞栓症です．次に危険因子を挙げてみて．

R はい．下記のような感じでしょうか？

静脈血栓症の危険因子

- 手術
- 外傷
- 安静（ロングフライトを含む）
- 悪性腫瘍
- ピル
- 血栓傾向（hypercoagulability）
- 肥満

G すばらしい！　ところで，人種や民族で差はあると思う？

R はい，たしか白人に比べて，アジア人は少なかったと思います．

G そう．日本人にはやや少ないということは以前にわれわれの研究で示しました[12]．また，肥満も危険因子であることも示しましたよ[13]．

「有意」な症状，所見を検討する

G では，症状は？

R 以下のとおりです．

表1 肺塞栓症診断に有意な個々の所見 （文献14より）

有意な陽性尤度比をもつ症状・所見（項目：陽性尤度比 LR ＋）
- 傍胸骨隆起あり：2.4
- 下腿の腫脹または疼痛：2.2
- 呼吸数＞30：2.0
- 収縮期血圧≦100：1.9

有意な陰性尤度比をもつ症状・所見（項目：陰性尤度比 LR－）
- 聴診で wheezes あり：0.4
- 体温＞38℃：0.5
- 下腿に腫脹も疼痛もなし：0.8
- 呼吸数≦30：0.9

肺塞栓症の症状

- 新規または増悪する呼吸困難
- 胸痛
- 咳
- 失神
- 血痰・喀血

G 身体所見は？

R 頻脈や頻呼吸があります．

G P2の亢進，右室前方隆起(anterior heave)，下腿の腫脹［深部静脈血栓症(DVT)のサイン］などもありますね．

R わかりました．それでは，これらの所見で，臨床疫学的に「有意(significance)」であると確認されているものを教えてください．

G やはり，そうきましたか．**表1**に示しますね[14]．

何度も出てきましたが，ここで尤度比の解説です．尤度比には陽性尤度比と陰性尤度比があります．陽性尤度比は，検査(所見)の結果が「陽性」であった時の確からしさの程度(オッズ)を変化させる割合(オッズ比)．陰性尤度比は，検査(所見)の結果が「陰性」であった時の確からしさの程度(オッズ)を変化させる割合(オッズ比)です．

陽性尤度比＝感度/(1－特異度)

陰性尤度比＝(1－感度)/特異度

表2 肺塞栓症のシステム1(直観的)診断(研究名:尤度比)

	PIOPED研究	Miniati研究	Perrier研究	Sanson研究	Musset研究
low	0.26	0.13	0.21	0.53	0.26
moderate	1.1	1.1	1.1	0.92	0.67
high	5.3	12	4.5	1.9	4.0

で求められ,尤度比>1なら疾患確率が上がり,尤度比<1なら疾患確率は下がります.

R ありがとうございます.ただ,あまり決定的な尤度比をもつ症状や所見がないのですね.「下腿に腫脹も疼痛もなし」と「呼吸数≦30」ですので,少し確率は下がるようですね.

直観的診断とスコアリング・モデル

G 肺塞栓症の診断が難しいのはそこです.そこで,やはり気になるのがシステム1(直観)的に診断する場合にはどうなるかということです.これにはいくつかの先行研究もあります[14].これを表2に示しますね.

R これをみると,high probabilityでも尤度比1.9〜12と幅がありますね.

G そうです.この幅は診断する医師の経験と知識,スキルの差ですね.

R わかりました.それでは初学者には診断は無理ということでしょうか?

G 心配ありません.そのために肺塞栓症診断のスコアリング・モデルがあります.有名なものでは,Wells[15]やGeneva[16],PISAなどがあります.表3〜5にまとめますね.

R ありがとうございます.

G 最近では,Genevaはあまり正確ではないという報告が多いです.PISAはより正確である可能性も示唆されてはいます.今回はACP(米国内科学会)のガイドラインでも推奨されている最も有名なWellsスコアを用いてみましょう.

表3 Modified Wells スコア

症状・所見	スコア
DVT の臨床所見(下肢の腫脹と圧痛)	3
肺塞栓症以外の診断の可能性が低い	3
心拍数>100 回 / 分	1.5
最近 4 週間以内の手術または安静	1.5
DVT または肺塞栓症の既往	1.5
喀血	1.0
最近半年以内の悪性腫瘍	1.0

解釈：上記スコアを加算して総スコアで下記のように評価する.
2 未満：low probability(肺塞栓症の平均確率 3%：陽性尤度比 0.17)
2〜6：moderate probability(陽性尤度比 1.8)
7 以上：high probability(肺塞栓症の平均確率 63%：陽性尤度比 17)

表4 Revised Geneva スコア

症状・所見	スコア
66 歳以上	1
DVT または肺塞栓症の既往	3
最近 1 カ月以内の全身麻酔下の手術または下肢の骨折	2
最近 1 年以内の悪性腫瘍	2
片側性の下肢痛	3
喀血	2
心拍数　75〜94 回 / 分	3
心拍数　≧95 回 / 分	5
下肢の圧痛または浮腫	4

解釈：上記スコアを加算して総スコアで下記のように評価する.
4 未満：low probability(肺塞栓症の平均確率 8%：陽性尤度比 0.3)
4〜10：moderate probability
11 以上：high probability(陽性尤度比 8.5)

R このケースの場合「肺塞栓症以外の診断の可能性が低い」が当てはまります. 3 点ですので moderate probability ですね. moderate probability での検査前確率は 15〜35%でしたので, 25%としたいと思います.

表5 PISA-PED（PISA 回帰モデル）

症状・所見	回帰係数
男性	0.81
年齢 63〜72 歳	0.59
年齢 73 歳以上	0.92
心疾患の併存症	−0.56
肺疾患の併存症	−0.97
静脈血栓症の既往	0.69
突然発症の呼吸困難	1.29
胸痛	0.64
喀血	0.89
体温＞38℃	−1.17
心電図で急性右心負荷の所見あり	1.53
単純 X 線写真で肺血管陰影の消失	3.86
肺血管の途絶	3.92
肺梗塞を示唆する陰影	3.55
肺梗塞以外の陰影	−1.23
肺水腫	−2.83

解釈：上記項目を有する場合にその回帰係数を加算する（実際にはスマートフォンのアプリなどで計算するソフトが用いられる）.

検査後確率を算出し次のステップへ

G それでよいです．ここで，ちょうど D-dimer の結果が返ってきました．

> D-dimer：10 μg/mL
> （通常正常値は＜ 2〜3 μg/mL）

R 上昇していますね．異常値です．

G そう．D-dimer の異常と正常での尤度比をみてみましょう．

> 異常 D-dimer　：尤度比 1.7
> 検査前確率 low probability で正常 D-dimer　：尤度比 0

R なるほど，検査前確率が low probability で正常 D-dimer だと，肺

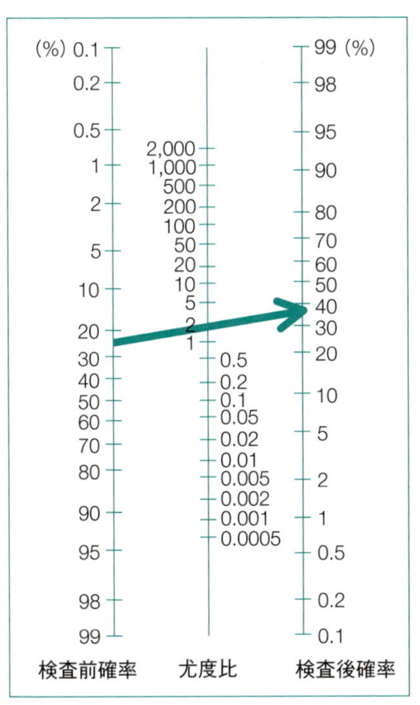

図1 検査前確率25%，尤度比が1.7の場合の確率の変化

塞栓症をほぼ否定できるのですね.

G そうです．その場合，その後の検査は不要ということです．それでは，本ケースでの確率の変化をみてみましょう．ファーガンのノモグラム(Fagan's nomogram)で検査前確率25%に尤度比1.7を適用してみると図1のようになります.

R 肺塞栓症の確率が36%となりました．造影CTをオーダーします.

> 造影CT：肺塞栓症の所見あり.
> 治療：ヘパリン静注による抗凝固療法が迅速に開始された.

R この患者は危険因子なしの肺塞栓症なのでしょうか？

G この患者は，**非定型抗精神病薬の内服歴**がありました．最近の研究では，これも危険因子になると示唆されています[17]．

R 新しい知識も入手すべきなんですね．

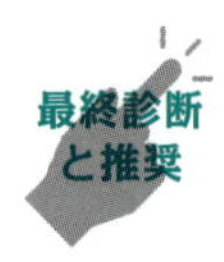

肺塞栓症．

19番勝負の7

肺炎の診断

気管支炎か，肺炎か？

症例

患者　55歳男性，会社員．

主訴　2日前からの咳．

現病歴　糖尿病で近医通院中．HbA1c 6%程度とコントロールは良好．今回は2日前からの咳，前日からの38℃台の発熱にて外来受診．

悪寒（中等度），筋肉痛，倦怠感，寝汗あり．咽頭痛，鼻水，喀痰，胸痛，起坐呼吸，発作性夜間呼吸困難，嚥下困難，などなし．

生活歴　喫煙1箱/日を35年．飲酒なし．

内服薬　メトホルミン200 mgを1日3回内服．

既往歴　心不全，心筋梗塞，喘息，アレルギー歴なし．

バイタルサイン　血圧130/80 mmHg，脈拍102回/分，呼吸数26回/分，体温38.7℃．

身体所見　全身状態は中等度の病的．意識清明．身長165 cm，体重69 kg．

貧血，黄染なし．咽頭発赤なし．頸静脈圧正常．呼吸音：清，副雑音なし．左下肺野背側でegophony（ヤギ音）あり．心音：整，心雑音なし．腹部・四肢に異常なし．

問題

・この患者は肺炎でしょうか？

G 今回は咳を主訴とする患者の，肺炎の診断についてみていきます．この疾患は，日本人の死亡原因の第3位となっており，重要です．では，症例の病歴と身体所見をみてみましょう．病歴と診察を中心に，肺炎が診断できるようになることが学習目標です．

咳を訴える患者の鑑別診断

G では，このケースの診断について，鑑別診断をどうぞ．

R 咳と発熱をきたしており，肺炎や気管支炎，咽頭炎などが鑑別に挙がります．

G 咽頭の痛みと発赤がないことから咽頭炎は否定的ですね．そうすると，気管支炎か肺炎が主要な鑑別に挙がりますね．季節で注意するのは？

R はい．インフルエンザの流行期はインフルエンザによる気管支炎や肺炎も考えたいと思います．

G すばらしい．**夏ではレジオネラも考慮します．**「市中肺炎疑い」では，温泉やサウナなどへ行ったかどうかも確認したほうがよいですね．今回のケースは秋で，まだインフルエンザの流行期ではない時期でした．

R わかりました．確認してみます．検査前確率はどの程度になりますか？

G **「咳」を主訴とする成人初診患者のうち，約5%が市中肺炎である**というデータがあります[4)]．

R そうすると common から uncommon の中間程度の頻度ですね．

肺炎の診断に有用な臨床予測モデル

R ところで危険因子はどうなっているのでしょうか？

G 以下のようなものがあります．

表1 Diehr モデル

下記の項目があれば加減して算出する	
鼻水	−2点
咽頭痛	−1点
寝汗	+1点
筋肉痛	+1点
1日中喀痰あり	+1点
呼吸数>毎25回/分	+2点
体温≧摂氏37.8℃	+2点
解釈	
≧3点	LR：14
≧1点	LR：5
≧−1点	LR：1.5
<−1点	LR：0.22

LR(likelihood ratio)：陽性尤度比

表2 Singal のモデル

スコアS＝−3.095＋1.214×(咳)＋1.007×(発熱)＋0.823×(肺クラックル音)
(注)上記の病歴や所見があれば1，なければ0とする．
肺炎の確率＝1/〔1＋e(−S乗)〕

肺炎の危険因子

- 高齢者
- 併存疾患：慢性呼吸不全，慢性心不全，慢性腎不全
- 免疫機能低下：糖尿病など
- 嚥下機能低下

R 今回のケースは糖尿病がありますから，危険因子あり，ですね．診断に有用な臨床予測モデルはあるのでしょうか？

G はい，いくつかあります．ただ，唯一のモデルで，完全に診断が可能なものはないのです．今回は3つの代表的なモデルをみてみましょう．まずはDiehrモデル(**表1**)です．

R 今回のケースでは，寝汗，筋肉痛，頻呼吸，高体温ありですので，6点です．**表1**によると，陽性尤度比は14ですね．

G 何度も出てきましたが，ここで尤度比の解説です．尤度比には陽性尤度比と陰性尤度比があります．陽性尤度比は，検査(所見)の結果が「陽性」であった時の確からしさの程度(オッズ)を変化させる割合(オッズ比)．陰性尤度比は，検査(所見)の結果が「陰性」であった時の確からしさの程度(オッズ)を変化させる割合(オッズ比)で，

表3 Heckerlingのモデル

加算カウント合計	確率(%)*
5	50
4	25
3	20
2	3
1	1
0	1

*：ここでの確率は，検査前確率5%を前提として算出されている.

下記の所見がそれぞれあれば，1つずつカウントし加算.
- 喘息がない
- 体温≧摂氏37.8℃
- 心拍数>100回/分
- 呼吸音低下
- 肺クラックル音

陽性尤度比＝感度/(1－特異度)

陰性尤度比＝(1－感度)/特異度

で求められます．尤度比＞1なら疾患確率が上がり，尤度比＜1なら疾患確率は下がります.

R いつもありがとうございます．他にはどのようなモデルがありますか？

G Singalのモデルがあります．これを表2に示しますね.

R このモデルは暗算では無理ですね.

G そうです．この式はスマホで計算すればよいと思います．直観的には，「咳＞発熱＞肺クラックル音」，の順で肺炎の診断では重要ということになりますね．咳と発熱がありますから，中等度の確率ですね.

R わかりました.

予測モデルから導かれた肺炎の確率は…

R 3つ目のモデルはどのようなものでしょうか？

G Heckerlingのモデル(表3)があります.

R このケースでは，「喘息がない」「体温≧摂氏37.8℃」「心拍数＞100回/分」ですので，確率20%です.

G ただ，このケースの身体所見ではegophony(ヤギ音)があり，その陽性尤度比は研究によって2.0〜8.6ほども幅があります．確率は

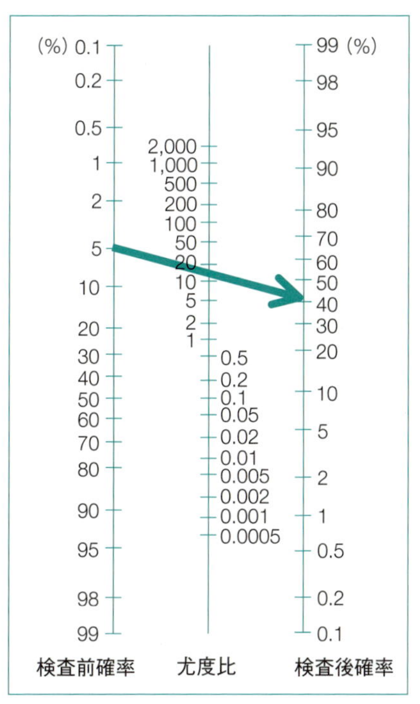

図1 検査前確率5%，尤度比が14の場合の確率の変化

20%以上でしょうね.

それでは，今回は最初に紹介したDiehrモデルでみてみましょう．陽性尤度比は14でした．検査前確率は5%として，このケースでの確率の変化をみてみましょう．ファーガンのノモグラム(Fagan's nomogram)で検査前確率5%に尤度比14を適用してみると図1のようになります.

R 肺炎の確率が42%となりました.

G egophonyもありますので，さらにその陽性尤度比を2.0として，ファーガンのノモグラムで検査前確率42%に尤度比2.0を適用してみると図2のようになります.

R 肺炎の確率が59%となりました.

G 肺炎の診断はかなり確実となりましたね.

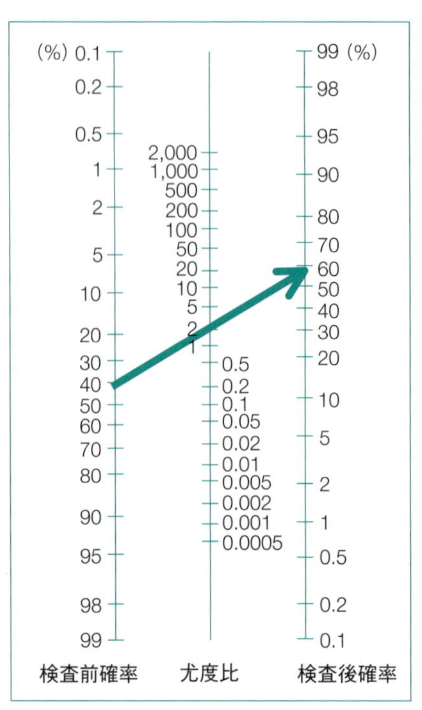

図2 検査前確率 42%，尤度比が 2.0 の場合の確率の変化

R 胸部単純 X 線写真をオーダーします．

> 胸部単純 X 線写真：左下肺野に肺炎の所見あり．
> 治療：喀痰が出なかったため，血液培養採取後，エンピリックにセファロスポリンとミノサイクリンを迅速に開始した．その後，症状は徐々に軽快した．

G ところで，**肺炎患者のうち約 10%は初回胸部単純 X 線写真が陰性で, 72 時間以内に陰影が遅れて出てくることがある**ので注意が必要です．これは，脱水や起炎菌の種類などの要素が関係しているのでしょうね．臨床診断で確率が高い場合には，画像検査が陰性であっても肺炎として治療をスタートしてもよいと思います.

R わかりました. ところで, この患者のその後の経過は？

G 尿中迅速抗原検査は陰性でしたが, 血液培養から肺炎球菌が検出されました. 薬剤感受性検査の結果はペニシリン感受性でした.

R それなら, ペニシリン G ですね.

G すばらしい抗菌薬の適正使用(antimicrobial stewardship)ですね！

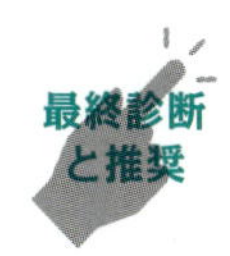

肺炎球菌性肺炎.

19 番勝負の 8

咽頭痛

Centor スコアを乗り越えろ！

症例

患者　21 歳男性，学生.

主訴　2 日前からの咽頭痛.

現病歴　生来健康，2 日前より咽頭痛，昨日より 38.2℃ の発熱があり，外来受診.

咳，鼻水，喀痰，嚥下困難，開口障害，悪寒，筋肉痛，倦怠感などなし.

生活歴　喫煙，飲酒なし.

その他　内服歴，既往歴，アレルギー歴なし.

バイタルサイン　血圧 130/80 mmHg，脈拍 80 回 / 分，呼吸数 16 回 / 分，体温 38.2℃.

身体所見　身長 165 cm，体重 60 kg.

全身状態は良好．意識清明．貧血，黄染なし．咽頭発赤あり．扁桃腫大や白苔なし．両側前頸部リンパ節腫脹と軽度圧痛あり．呼吸音清．心音整で心雑音なし．腹部・四肢に異常なし.

検査所見　迅速溶連菌抗原検査(Streptococcal rapid antigen detection test：RADT)は陰性．指導医の勧め(？)で提出した CRP は 2.7 mg/dL であった.

問題

・このケースに抗菌薬は必要でしょうか？

G 今回は咽頭痛を主訴とする患者の症例です．咽頭痛は頻度の高い症状で，60〜80%はウイルス性の上気道炎ですが，時々，細菌感染症の場合もあります．以前は，A群連鎖球菌感染で急性リウマチ熱を合併するケースが多く，そのためにCentorスコア[18]などの臨床予測モデルによる「A群連鎖球菌感染」の臨床診断が重要視されていました(図1)．

ただし，最近の日本では急性リウマチ熱はほとんどみられなくなり，一方，C，B，G，F群(この順で頻度が高い)の連鎖球菌感染による咽頭炎や嫌気性菌の混合感染が，化膿性合併症を引き起こすものとして重視されてきています(表1)．これらはキラー咽頭痛(killer sore throats)とも呼ばれています．

ということで，最近では，細菌性咽頭炎に対して抗菌薬を投与する意義は，化膿性合併症を予防するということも含まれてきています．では，今回のケースの病歴と身体所見をみてみましょう．病歴と診察に加えて，臨床予測スコアの診断の正確度も検討していきます．

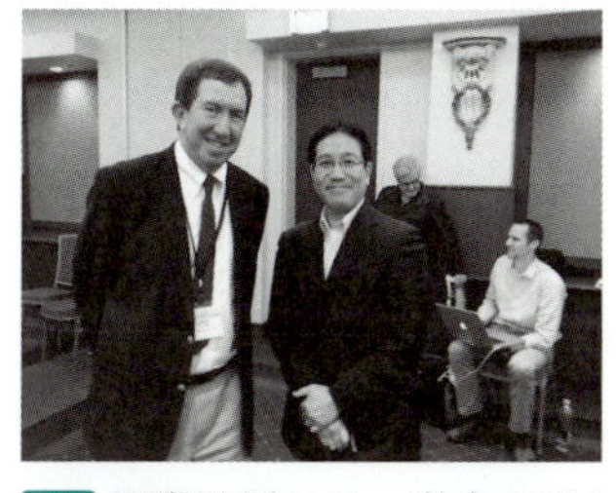

図1 国際診断エラー学会DEM (Diagnostic Error in Medicine)にて
Centor先生(向かって左)と筆者．

表1 咽頭炎の化膿性合併症

扁桃周囲膿瘍
後咽頭膿瘍
口腔底部蜂窩織炎(Ludwig angina)
喉頭蓋炎
Lemierre症候群
壊死性下行性縦隔炎

表2 咽頭炎の原因病原体

ウイルス	細菌
adenovirus	Group A (GAS), B, C, F, G *streptococcus*
herpes simplex virus 1 および 2	*Arcanobacterium haemolyticum*
coxsackie virus	*Neisseria gonorrhoeae*
rhinovirus	*Corynebacterium diphtheriae*
coronavirus	*Francisella tularensis*
influenza A および B	*Fusobacterium necrophorum*
parainfluenza	*Yersinia pestis*
Epstein-Barr virus (EBV)	*Yersinia enterocolitica*
cytomegalovirus (CMV)	*Anaerobes*
HIV	*Mycoplasma pneumoniae*
	Chlamydophila pneumoniae
	Chlamydophila psittaci

多種に及ぶ咽頭炎の原因病原体

G では，本ケースについて鑑別診断をどうぞ．

R 咽頭痛と発熱をきたしており，咽頭炎がまず挙がります．

G そうすると，原因病原体が重要ですね．どのようなものがありますか？

R はい．溶連菌とEBVでしょうか？

G それだけではありません．さまざまな種類の細菌とウイルスが咽頭炎を起こします(表2)．

R 種類多いですね．

G ウイルスのうちHIVは特別ですので，これは後で議論しましょう．細菌性ではこれまでA群溶連菌(group-A *Streptococcus*：GAS)が注目されていました．頻度が高く，かつ咽頭炎の数週間後に急性リウマチ熱を起こすリスクがあるからです．Centorスコアも GAS診断のために開発されました．しかし，急性リウマチ熱の頻度が減り，他の細菌も含めた化膿性合併症の重要性が相対的に高くなってきました．

表3 Centor スコア　（文献2の2014年現在最新オンライン版に基づいて作成）

下記の項目があれば加算する	解釈
24時間以内の発熱＞38℃：1点	成人（18歳以上）：Centor スコア
扁桃腫大または白苔：1点	スコア2〜4：LR 1程度
咳なし：1点	スコア0〜1：LR 0.26（0.14〜0.48）
頸部リンパ節腫脹：1点	小児（3〜17歳）：改訂 Centor スコア
（改訂 Centor スコアでは下記のように年齢も考慮して加減）	改訂スコア4〜5：LR 4.0（2.7〜6.0）
45歳以上：−1点	改訂スコア2〜3：LR 0.69（0.59〜0.83）
15歳未満：1点	改訂スコア0〜1：LR 不確定

LR（likelihood ratio）：陽性尤度比

咽頭痛の鑑別診断に有用な検査とは？

R わかりました．細菌性咽頭炎の検査前確率はどの程度になりますか？

G 年齢によって異なります．若年では GAS 咽頭炎の頻度が増えますが，年齢が上がると減ります．小児（〜17歳）では24〜36％（約30％）ですが，成人だと5〜24％（約15％）です[2)]．Centor スコアも，年齢で調節した改訂 Centor スコアが出ています．

まずは，GAS 咽頭炎の可能性について，Centor スコアではどうなるでしょうか？

R はい，表3で求めることができます．

G はい，ここで尤度比の解説です．尤度比には陽性尤度比と陰性尤度比があります．陽性尤度比は，検査（所見）の結果が「陽性」であった時の確からしさの程度（オッズ）を変化させる割合（オッズ比），陰性尤度比は，検査（所見）の結果が「陰性」であった時の確からしさの程度（オッズ）を変化させる割合（オッズ比）で，

陽性尤度比＝感度/（1−特異度）
陰性尤度比＝（1−感度）/特異度

で求められます．尤度比＞1なら疾患確率が上がり，尤度比＜1なら疾患確率は下がります．

表4 Centorスコアと RADTの組み合わせによる尤度比(成人)
(文献4の2014年現在最新オンライン版に基づいて作成)

Centorスコア2〜4でRADT陽性:LR 179(110〜2,861)
Centorスコア0〜1でRADT陽性:LR 26(1.4〜465)
Centorスコア0〜4でRADT陰性:LR 0.09(0.03〜0.24)

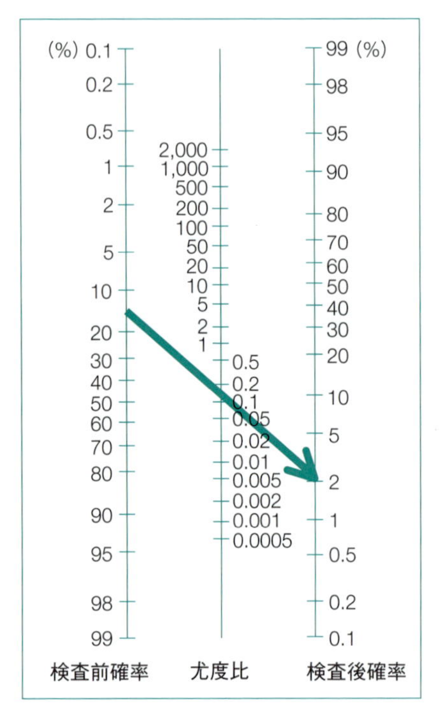

図2 検査前確率15%, 尤度比が0.09の場合の確率の変化

R 今回のケースでは, 発熱・頸部リンパ節腫脹あり, 咳なし, ですので3点です. 陽性尤度比は1程度と, 確率変化は「なし」ですね. この場合どうすれば?

G RADT(A群溶連菌迅速診断キット)を参考にしましょう(**表4**).

R スコア値にかかわらずLRは0.09ですね. ファーガンのノモグラム(Fagan's nomogram)で当てはめると, 検査前確率を15%として検査後確率は2%です(図2). 検査後確率は低いですね. 血液検査ではどうですか?

G 咽頭炎の鑑別診断には, 白血球カウント, CRPやプロカルシトニンはあまり有用ではないようです[19, 20].

R 検査の限界ですね.

G 咽頭炎では血液検査は一般に適応とならない, ということですね. 少なくとも, High Value Careにはならないでしょうね.

R High Value Careとは?

G コストと副作用を最小限にしながら, 効果を最大限にする医療介入です.

R すばらしいコンセプトですね. 覚えておきたいと思います.

各種スコアを検討したうえで「経過観察」という選択肢も

R 他の細菌(C, B, G, F群連鎖球菌など)も含めた細菌性咽頭炎を予測するモデルはほかにありますか?

G FeverPAINモデルがあります[21]. これはGAS以外の細菌性咽頭炎の診断を考慮したものです(表5). 本ケースは3点ですので, 待機的処方となります. 3～4日後(または希望時はより早期)にフォローして, 症状の増悪があれば抗菌薬処方です. このモデルはGAS以外の細菌も考慮していますので, RADTの結果は当てはめないことにしましょう.

R わかりました. ところで, 咽頭炎患者における, 化膿性合併症の頻度は一体どのくらいなのでしょうか?

G すばらしい着眼点ですね. 実際は1%程度と低いのです[22].

R そうでしたか!

G ということで, 今回のケースでは, 数日以内に培養陽性または症状増悪(あるいは症状軽快せず)などがあれば, 再診してもらったうえで抗菌薬を開始すればよいと思います. ただし…….

R ただし……?

表5 FeverPAIN モデル

下記の項目の文字を並べたスコア
Fever：24 時間以内の発熱
Purulent tonsils：扁桃白苔
rapid Attendance：発症早期受診(発病から 3 日以内)
severely Inflamed tonsils：扁桃の重度炎症
No cough or coryza：咳や鼻水なし
(推奨)
4 項目あり：抗菌薬処方
2〜3 項目あり：待機的処方
0〜1 項目のみあり：処方なし

G HIV と EBV の感染に注意したほうがよいでしょうね．これらは伝染性単核球症を起こします．さらに，HIV ではその後に AIDS 発症のリスクがあり，EBV では，アミノベンジルペニシリン抗菌薬を投与すると，紅斑性発疹を生じることがあります．特に，症状増悪(あるいは症状軽快せず)例では両者ともに考慮しましょう．その他，CMV とトキソプラズマ感染も伝染性単核球症を起こしますが，免疫正常者では自然軽快します．

R これらの鑑別のポイントは何でしょうか？

G やはり性交渉歴でしょうね．HIV は MSM(men who have sex with men)，EBV はキス(kissing disease)がリスクです．HIV は，下痢，リンパ節腫脹，発疹などの出現頻度が高いですね．急性感染期でもリンパ球減少があります．EBV は「咽頭炎＋リンパ節炎＋脾腫＋異型リンパ球(白血球分画)」ですね．

R このケースのその後はどうなりましたか？

G 初回外来では保存的に経過観察し，3 日後のフォローでは症状は軽快していました．咽頭ぬぐい液細菌培養も陰性でした．おそらく何らかのウイルス性であったのでしょう．

R High Value Care ですね．

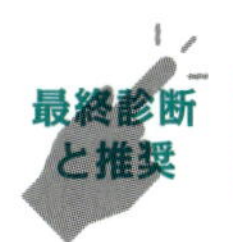

ウイルス性咽頭炎．抗菌薬は不要．

19番勝負の9

胸痛

急性冠症候群？ 大動脈解離？

症例

患者 62歳男性，自営業．

主訴 2時間前からの胸痛．

10年前からの高血圧にて近医通院中．今回，2時間前より胸痛があり，救急外来を受診．

発症は緩徐で，自宅にてテレビの大相撲中継を見ている最中であったが，どの場面かは覚えていない．前胸部の鈍い痛みで，程度は10分の8．悪心，冷汗あり．

胸部以外には左肩が痛むが，背中や腹部には痛みなし．痛みの移動なし．咳，呼吸困難，発熱などなし．

生活歴 喫煙は1日1箱を40年間．飲酒歴なし．内服歴はバルサルタン80 mgを1日1錠．その他の既往歴やアレルギー歴なし．

バイタルサイン 血圧140/90 mmHg，脈拍90回/分，呼吸数19回/分，体温37.2°C．上肢の血圧に左右差なし（最高血圧の差<20 mmHg）．

身体所見 全身外観は苦痛様．意識清明．身長165 cm，体重70 kg．貧血，黄染なし．頸部に異常なし．呼吸音清．心音整で，心雑音なし．S3なし，S4あり．腹部・四肢に異常なし．

検査所見 心電図：洞性リズム．有意なST上昇，病的Q波はなし．T波の陰性を$V_{1\text{-}5}$に認めた（図1）．胸部X線写真では特に異常を認めず．縦隔の拡大はなし．

・このケースの診断は何でしょうか？

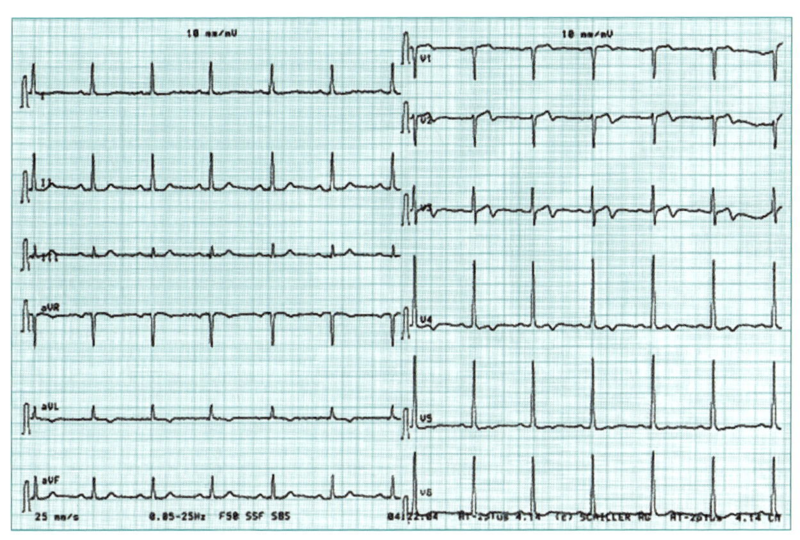

図1 来院時の心電図　（文献25より引用）

G　今回は胸痛を主訴とする患者の症例です．胸痛は頻度の高い症状であり，重篤度と緊急度の高い疾患も含まれています．これらはキラー胸痛（killer chest pains）とも呼ばれています（表1）．肺塞栓症は呼吸困難のケース（「19番勝負の6」p.70）で取り上げたので，今回は緊張性気胸と食道破裂に比べて，比較的頻度の高い急性冠症候群（acute coronary syndrome：ACS，急性心筋梗塞と不安定狭心症を含む）と急性大動脈解離（acute aortic dissection：AAD）についてみていきましょう．

では，今回のケースの病歴と身体所見をみてみましょう．病歴と診察に加えて，臨床予測スコアの診断の正確度も検証していきます．

表1 キラー胸痛(killer chest pains)

急性冠症候群(急性心筋梗塞と不安定狭心症)
急性大動脈解離
肺塞栓症
緊張性気胸
食道破裂

表2 検査前確率のめやす

レアな疾患	0.1%
比較的レアな疾患	1%
コモンな疾患	10%

胸痛で挙げるべきキラー疾患

G では，このケースの診断について鑑別診断をどうぞ．

R 胸痛，悪心，冷汗をきたしており，ACS と AAD がまず挙がります．

G そうです．AAD の A 型だと，**冠動脈障害(右冠動脈に多い)をみることがありますので，両者が合併することもありますね．** 実際，AAD の A 型では心電図異常がかなりの頻度でみられます．

R まず，AAD の検査前確率はどの程度でしょうか？

G メイヨー・クリニック(Mayo Clinic)の研究では，胸痛患者のうち2%が AAD であったといいます[23]．

R 検査前確率は3つのポイントで考えればよいということでしたね(表2)．では，胸痛患者を100人みて1%程度だと「比較的レアな疾患」ですので，2%では「比較的“やや”レアな疾患」ですね．ACS ではどうでしょう？

G ACS は胸痛患者のうち20〜25%程度といわれています．まあ，背景因子にもよりますが．

R 明らかに「コモン」ですね．今回のケースについて AAD の除外はできますか？

G AAD 診断に有意な所見を表3でみてみましょう．ここで尤度比の解説です．尤度比には陽性尤度比と陰性尤度比があります．陽性尤度比は，検査(所見)の結果が「陽性」であった時の確からしさの程度(オッズ)を変化させる割合(オッズ比)．陰性尤度比は，検査(所見)の結果が「陰性」であった時の確からしさの程度(オッズ)を変

表3 AAD の診断における各所見の尤度比(likelihood ratio：LR)

(文献 4 を参考に作成)

各所見	陽性尤度比	陰性尤度比
高血圧の併存	1.6	0.5
突発性の発症	1.6	0.3
裂けるような痛みの性状	1.1〜11	0.4〜1.0
移動する痛み	1.1〜7.6	0.6〜1.0
血圧の左右差	5.7	0.7
拡張期雑音	1.4	0.9
局所神経脱落症状	6.6〜33	0.7〜0.9
所見の組み合わせ		
上記所見 3 つあり	66	
上記所見 2 つあり	5.3	
上記所見 1 つあり	0.5	
上記所見 0	0.1	

化させる割合(オッズ比)で,

陽性尤度比 ＝ 感度 /(1－特異度)

陰性尤度比 ＝(1－感度)/ 特異度

で求められます．尤度比>1 なら疾患確率が上がり，尤度比<1 なら疾患確率は下がります．

R　今回のケースでは，高血圧の併存のみですので 1 点です．陽性尤度比は 0.5 ですね．

G　ファーガンのノモグラム(Fagan's nomogram)で当てはめると，検査前確率を 2% として，検査後確率は 1% です(図2)．

R　検査後確率は低いですね．

G　では，ACS かどうかを急いでみていきましょう．

ACS 診断に有用な急性冠症候群ツリー

R　このケースでは喫煙歴があって，肩への放散痛があります．尤度比を掛け合わせると 2.5×4.1＝10.25 です(表4)．

G　ファーガンのノモグラムで当てはめると，検査前確率を 25% とし

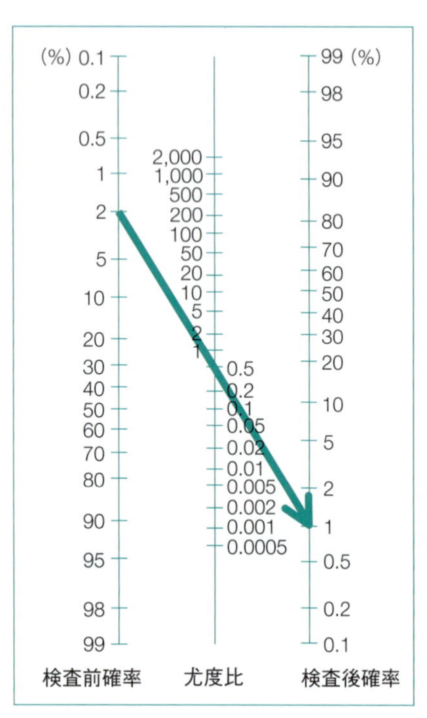

図2 検査前確率2%，尤度比0.5の場合の確率の変化

表4 ACSの診断における各所見の尤度比(likelihood ratio：LR)（文献4を参考に作成）

各所見	陽性尤度比	陰性尤度比
喫煙歴あり	2.5	0.85
肩または両腕への放散痛	4.1	0.68
右腕への放散痛	3.8	0.86
嘔吐	3.5	0.87

て，尤度比は10.25ですので，検査後確率は77%です(図3)．

R 検査後確率はかなり高いですね．ただ，今回のケースでは，ST上昇や低下がありません．ACS診断の別ツールはありますか？

G 判断木(decision tree)があります．急性冠症候群ツリー，あるいは

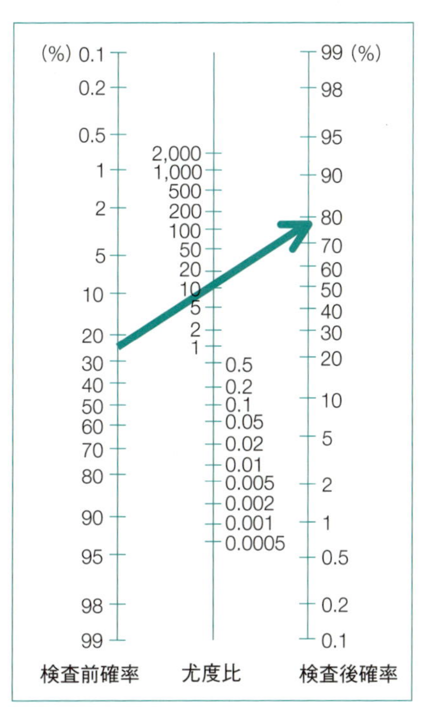

図3 検査前確率25%，尤度比が10.25の場合の確率の変化

迅速簡単ツリー(fast and frugal tree)とも呼ばれています(図4)．経験豊富な臨床医のヒューリスティックスを整理したもので，直観的判断(システム1推論)を書き出したものです．

R 確かに簡単なツリーですね．この症例は陰性Tがありますので，「高リスク」ですね．

G 最も判別に有用な(ベストな)所見から判断していくので，**ベスト判断ヒューリスティック**(take-the-best heuristics)というシステム1を応用しています．その意味で人間の思考プロセスにフィットしています．

R だから，いきなり心電図のST変化が最初に出てくるのですね．

G 高リスクはただちにCCU医師コールですね．この症例はトロポニンも上昇しており，緊急で血管造影を行い，左冠動脈前下行枝近位

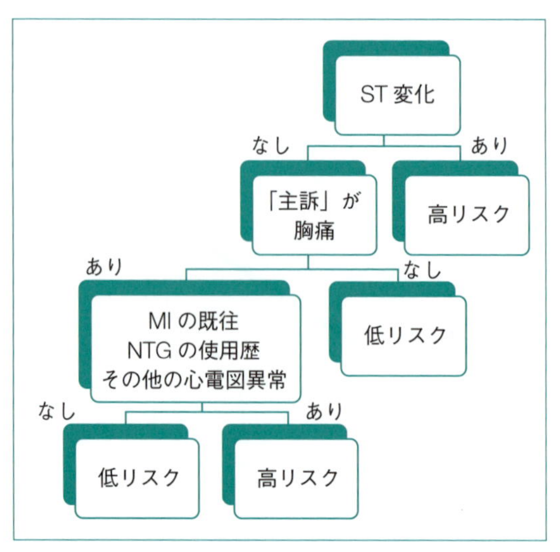

図 4 急性冠症候群ツリー(文献 24 より)
(注)ST 変化：上昇または低下．MI：心筋梗塞．NTG：ニトログリセリン．その他の心電図異常：陰性 T・異常 Q・Poor R・陰性 U．

部に 95％狭窄病変がありましたね．このケースの心電図変化は $V_{1\text{-}5}$ の T 波陰転化のみですが，左冠動脈前下行枝近位部病変でした．このような心電図変化は Wellens 症候群とも呼ばれています．注意が必要ですね．

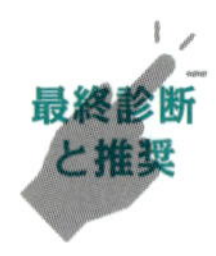

ACS

19 番勝負の 10

上腹部痛

Murphy 徴候は陰性でも！

症例

患者　51 歳，女性．主婦．3 年前からの糖尿病で，近医通院中（最近の HbA1c 7%）．

主訴　昨日からの上腹部痛．

現病歴　発症は緩徐で，その後は増悪傾向．受診時は VAS で 10 分の 7 程度．痛みの部位は「心窩部」であり，移動や放散はなし．
本日から吐き気もあるが，嘔吐はなし．食欲も低下．食事もあまりとれていない．下痢・発熱・悪寒などなし．1 年前に閉経．

生活歴　喫煙・飲酒なし．内服歴はメトホルミン．最近数年間は人間ドック受診歴なし．

バイタルサイン　血圧 130/80 mmHg，脈拍 80 回 / 分，呼吸数 19 回 / 分，体温 36.9℃．

身体所見　肥満体型．身長 150 cm，体重 70 kg，BMI 29.
全身外観は苦痛様．意識清明．貧血・黄染なし．口腔内や頸部に異常なく，心拍リズムは整で，心雑音なし．
腹部平坦．ソフトで筋性防御なし．腸蠕動音やや低下．触診上，右上腹窩から心窩部にかけて中等度の圧痛あり．打診圧痛や反跳痛はなし．Murphy 徴候陰性．直腸診では圧痛なく，腫瘤を触知せず，便潜血陰性．

検査所見　12 誘導心電図は正常．血液検査では，血算で白血球 11,000/mm^3 と増多あり（当直時間帯にて分画結果は未）．

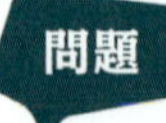

・疑われる診断は？

G　今回も，前回に引き続き「腹痛」を主訴とする患者さんで，中高年の上腹部痛です．頻度の多い症状ですが，原因疾患も多彩です．では，今回のケースの病歴と身体所見をみてみましょう．

G　では，本ケースの鑑別診断をどうぞ．

R　右上腹窩から心窩部にかけて中等度の圧痛があり，「急性胃炎」や「消化性潰瘍」，また「急性胆囊炎」がまず挙がります．ただ，Murphy 徴候が陰性なので，急性胆囊炎は否定的かと思います．

G　なるほど，そう考えますか．では，急性胆囊炎の検査前確率は，どれくらいでしょうか？

臨床経験が精度を高める

R　検査前確率は，次の 3 つのポイントで考えればよいということでしたね．まだ年数は少ないですが，私の経験では急性胆囊炎は“コモンな疾患”と考えています．

検査前確率のめやす

- レアな疾患　0.1%
- 比較的レアな疾患　1%
- コモンな疾患　10%

G　そうですね．「腹痛」を主訴に救急受診した患者群に対する研究では，「急性胆囊炎」は 5%程度であったとのことです．急性胆囊炎の原因として多いのは「胆石」です．胆石症の危険因子は，次のとおりです．

胆石の危険因子

- □ 中高年
- □ 女性
- □ 肥満
- □ 急激な減量
- □ 溶血性貧血

など

R そうすると，このケースは中年女性で肥満(BMI 29)ですので，検査前確率はもっと高いと思います．やはり10%程度でよさそうですね．

G すばらしいですね．急性胆嚢炎が“コモンな疾患”である，ということを自分自身の臨床経験上から感じている，ということが重要です．豊富な臨床経験を積むような研修をしてきたのですね．

R (照れながら)ありがとうございます．急性胆嚢炎の診断特性を教えてください．

G はい，**表1**のとおりです．

　ここでまた「尤度比」の復習です．陽性尤度比は，検査(所見)の結果が「陽性」であった時の“確からしさ”の程度(オッズ)を変化させる割合(オッズ比)，陰性尤度比は，検査(所見)の結果が「陽性」であった時の“確からしさ”の程度(オッズ)を変化させる割合(オッズ比)です．尤度比>1なら疾患確率が上がります．尤度比<1なら疾患確率は下がります．

陽性尤度比＝感度／(1－特異度)
陰性尤度比＝(1－感度)／特異度

Murphy徴候は陰性でも

R 今回のケースでは，右上腹部の圧痛がありましたが，Murphy徴候は陰性でした．この場合の尤度比はどうなりますか？

G 2つの項目を「確率論的に互いに独立である」とすると，尤度比を

表1 急性胆嚢炎における診察所見の診断特性

所見	陽性尤度比	陰性尤度比
右上腹部の圧痛	1.6 (95% CI，1.0〜2.5)	0.4 (95% CI，0.2〜1.1)
Murphy徴候	2.8 (95% CI，0.8〜8.6)	0.5 (95% CI，0.2〜1.0)

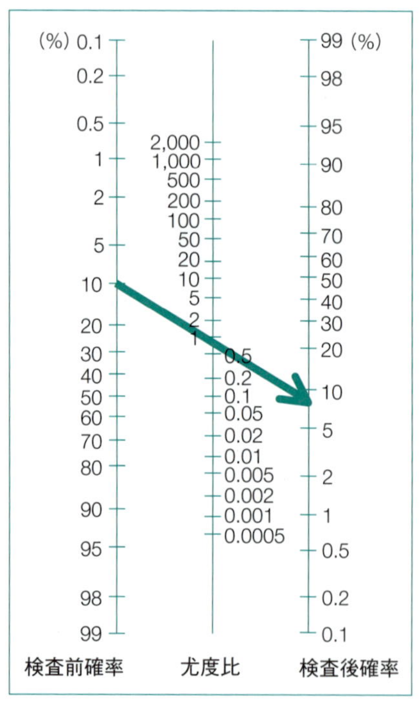

図1 検査前確率10%，尤度比0.8の場合の確率変化

かけ合わせて，その積を最終的な尤度比としてよいです．ここでは，右上腹部の圧痛とMurphy徴候は互いに独立とみなして計算しましょう．

R **表1**から，右上腹部の圧痛ありは陽性尤度比1.6，Murphy徴候陰性は陰性尤度比0.5ですから，これらの積1.6×0.5＝0.8．したがって，尤度比は 0.8 ですね．

G ファーガンのノモグラムで当てはめると，検査前確率を 10%として，検査後確率は 8%となります(図1)．

R 検査後確率は，たった 2%しか低下していませんね．

G **右上腹部に圧痛があるケースでは，Murphy 徴候が陰性であっても急性胆嚢炎を否定できない**，ということが示されました．身体所見は総合的に判断する，というのが重要ですね．

R とても勉強になりました！

病歴・身体所見・超音波の三つどもえで精度を高める

R 腹部造影 CT 検査で精査するということでよいでしょうか？

G その前に，胆嚢病変の描出に有用で簡便な検査があります．

R 腹部超音波検査ですか？

G そうです．(超音波機器を準備しながら)ベッドサイドに，これがあると便利です．ただし，あくまでも補助診断器具として用いましょう．あまりにエコーなどの画像診断のみに頼ると，診察手技が退化していきます．画像診断もミスリードすることがあります．

R わかりました．それでは，お願いします．

G (腹部超音波検査を施行しながら)「胆石」がありますね．(さらに腹部超音波検査を施行しつつ右手で触診を行いながら患者さんに)痛みがありますか？

患者 はい，あります．

表2 急性胆嚢炎における診察所見の診断特性

所見	陽性尤度比	陰性尤度比
胆石＋超音波 Murphy 徴候	2.7 (95% CI，1.7〜4.1)	0.13 (95% CI，0.04〜0.39)

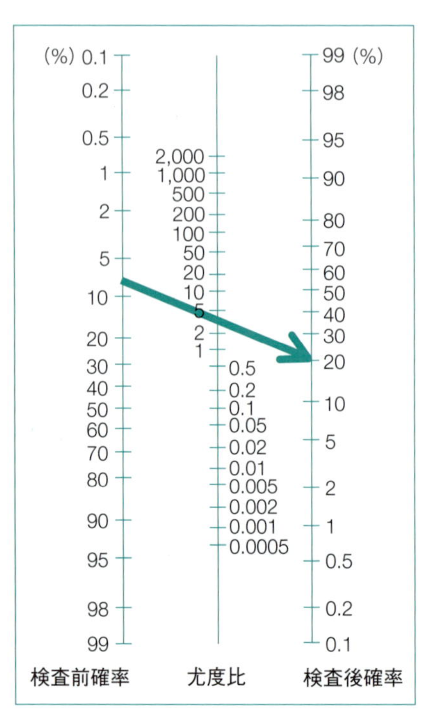

図2 検査前確率 8%，尤度比 2.7 の場合の確率変化

G 超音波 Murphy 徴候(sonographic Murphy sign)は「陽性」です．超音波検査所見の診断特性は，表2のとおりです．

R すると，陽性尤度比は 2.7 です．

G ファーガンのノモグラムにあてはめて，検査前確率を 8%だとすると……(図2)．

R 検査後確率は，20%になりました！

G 診断確定には，手術標本で病理診断が行われて最終診断となります．本ケースでは，その後，他の疾患の除外目的で腹部造影 CT 検査を行いました．その結果，急性胆嚢炎の所見と一致しており，他の病変は特に認めませんでした．

R Murphy 徴候は，診察では陰性でも，超音波では陽性となることがあるのですね．

G 「肥満」の場合には，胆嚢を直接触診するのが難しいことがあります．また，「糖尿病」の場合には，無痛性胆嚢炎などの局所所見に乏しい胆嚢炎を発症することがあります．本ケースも，肥満で糖尿病もありました．

R 患者背景にも影響されるのですね．

G 「クリニカル・ゲシュタルト」というくくりで考えると，陽性尤度比は25〜30にもなります．これは，「病歴」「身体所見」「超音波」の3つをすべて勘案し，「急性胆嚢炎」と鑑別されたケースでした．

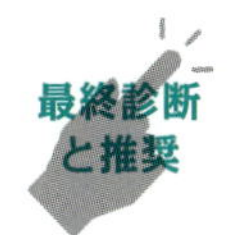

急性胆嚢炎 ➡ 抗菌薬投与と早期の胆摘手術

19番勝負の11

腹部膨満

腹水はあるか？

症例

患者　55歳，男性．自営業(飲食店・スナック経営)．
仕事柄，若年時より飲酒量が多かった(焼酎3〜5合を30年)．

主訴　2週間前からの腹部膨満．

現病歴　歩行にて初診外来を受診．発症は緩徐で，その後は増大傾向．
腹痛，吐き気・嘔吐，下痢・便秘，発熱などはなし．食事はとれている．

生活歴　喫煙なし．内服歴なし．最近数年間，人間ドック受診歴なし．

バイタルサイン　血圧120/60 mmHg，脈拍数70回/分，呼吸数17回/分，体温36.2℃．

身体所見　全身外観は比較的良好．意識清明．アステリキシスなし．
身長155 cm・体重70 kg，BMI 29．体重増加は不明．
貧血・黄染なし．口腔内や頸部に異常なし．静脈圧上昇なし．呼吸音は清で左右差なし．
心音も異常なく，リズムは整で，心雑音なし．両下肢に浮腫あり．

- 腹部…全体的に膨満．腸蠕動音は正常．触診上，ソフトで圧痛や筋性防御なし．
  体位(半側臥位)によって移動する濁音界(shifting dullness)があるが，波動(fluid wave)はなし．
  直腸診では圧痛なく，腫瘤を触知せず．便潜血は陰性．

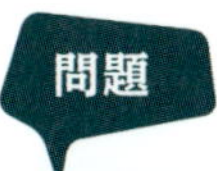

・「腹水」はあるか？

表1 腹部膨満の原因となる「6F」

Fat	脂肪（肥満）
Flatus	腸管ガス（腸閉塞またはイレウス）
Feces	便（便秘）
Fluid	水（腹水）
Fetus	胎児（妊娠）
Fatal growth	致死的増大（癌性腫瘤）

表2 腹水の原因

- 肝硬変
- 心不全
- 収縮性心膜炎
- ネフローゼ症候群
- 栄養不良
- 癌性腹水
- 感染症（結核性腹膜炎など）
- 非感染性炎症性疾患
  （SLE；全身性エリテマトーデス，FMF；家族性地中海熱，など）
- 外傷（内臓損傷，骨盤骨折，など）

G 今回は，「腹部膨満」を主訴とする患者さんです．腹部膨満には，「6F」という原因リストがありましたね（表1）．次のケースについて，「腹水があるかどうか」に焦点を当てて診ていきましょう．

G では，本ケースの鑑別診断をどうぞ．

R やはり「6F」ですね．なかでも，長期大量飲酒での肝硬変による腹水貯留が疑われます．

G よいヒントでしたね（笑）．肝硬変以外も含めると，腹水の原因には表2のようなものがありましたね．

R 重要な病気が並んでいますね．

画像診断の前に！

G それでは，腹水の検査前確率（事前確率）はどの程度でしょうか？

R 検査前確率は，次の3つのポイントで考えればよいということでしたね．腹水は“比較的レアな疾患”の印象ですので，約1％でしょうか？

検査前確率のめやす

- レアな疾患　0.1%
- 比較的レアな疾患　1%
- コモンな疾患　10%

G そうですね．一般住民対象では1%未満で，レアな疾患．一方，病院の内科の外来受診者では5%未満で，比較的レアな疾患．1%でよいでしょうね．

ただし，この患者さんは長期大量飲酒者で肝硬変のリスクがありますので，約5%程度と考えてもよいでしょう．

R 腹水の「診断特性」を教えてください．

G ちょっと待ってください！　ここで前提となる事実があります．

R 何でしょうか？

G それは，「**腹水の存在は，病歴と身体所見のみでは完全に否定することはできない**」ということです．

R えぇー．そうなんですか！

G はい．なぜなら，画像検査は極少量の腹水でも検出することが可能ですが，画像検査以外ではそこまでは無理なのです．モリソン窩やダグラス窩の少量の腹水まで検出することはできません．

でも，検査前確率を詰めていくことはできます．画像検査は常にできるとは限りませんので，そこが大切なのです．ですので，今回の尤度比は陽性尤度比のみの表になります．

「病歴」と「身体所見」それぞれの確率から

G まず，「病歴」の診断特性は表3のとおりです．

R この患者さんは，腹部膨満感で受診していますので「腹囲の増大あり」でよいと思います．あと，体重増加については不明ですが，

表3 腹水における「病歴」の診断特性

	症状	尤度比
腹水の可能性を上げる症状	腹囲の増大あり	4.1(95% CI, 2.3〜4.7)
	最近の体重増加あり	3.2(95% CI, 1.7〜6.2)
	両下肢の浮腫あり	2.8(95% CI, 1.8〜4.3)
腹水の可能性を下げる症状	腹囲の増大なし	0.17(95% CI, 0.05〜0.62)
	最近の体重増加なし	0.42(95% CI, 0.20〜0.87)
	両下肢の浮腫なし	0.10(95% CI, 0.01〜0.67)

「両下肢の浮腫」は診察でも確認されています.

G 「腹囲の増大あり」と「両下肢の浮腫あり」の2つの症状について,尤度比をかけ合わせてみましょう.2つの症状は「互いに独立」とみなして計算しましょう.

R はい.4.1×2.8で11.5になります.

G そうですね.それでは,ファーガンのノモグラムに当てはめてみてみましょう.

R はい.検査前確率を5%とすると,検査後確率は38%となります(図1).

次に,腹水の「身体所見」の診断特性を教えてください.

G 「身体所見」についても,今回の尤度比は陽性尤度比のみになります(表4).

R この患者さんは,「波動」は認められていませんが,「移動する濁音界」はあります.したがって,尤度比2.1を適用したいと思います.

G そうですね.それでは,ファーガンのノモグラムに当てはめてみてみましょう.

R はい,検査前確率を38%として,検査後確率は56%となります(図2).

検査後確率が50%を超えました! エコーで確認してよろしいでしょうか?

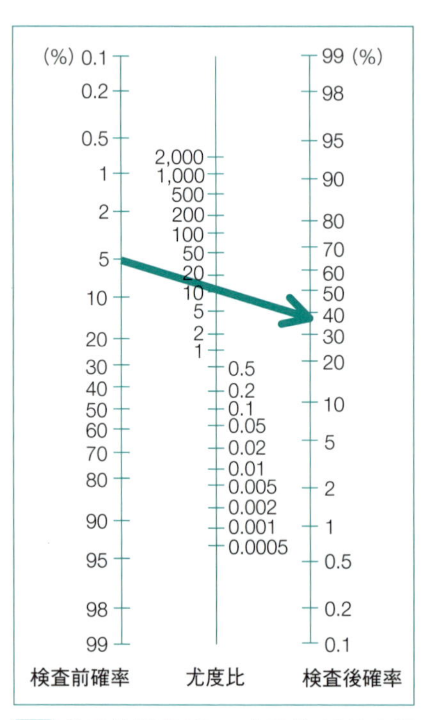

図1 検査前確率5%，尤度比11.5の場合の確率変化

表4 腹水における「身体所見」の診断特性

症状	尤度比
波動(fluid wave)あり	5.3(95% CI, 2.9～9.5)
移動する濁音界(shifting dullness)あり	2.1(95% CI, 1.6～2.9)

G はい．腹水の存在を強く予想してエコーをやるのと，何も予想せずにエコーをやるのとでは，大きな違いがあると感じると思います．エコーの結果を見て，さらに診察所見を見直すこともできます．これが，診察のスキルアップの方法です．

R はい！ (腹部超音波検査を施行しながら)腹水があります．肝臓も

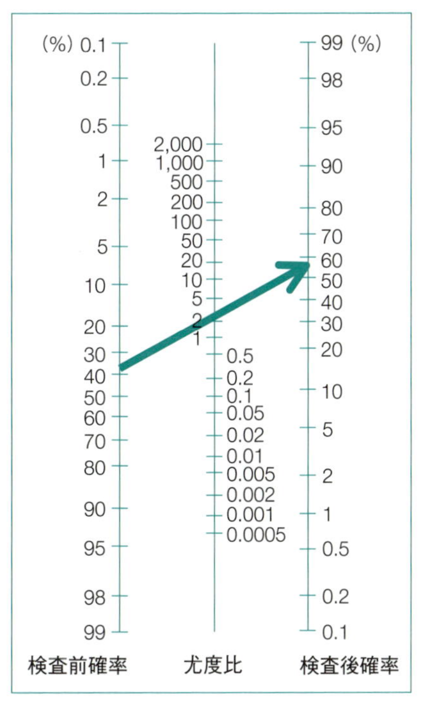

図2 検査前確率38%，尤度比2.1の場合の確率変化

肝硬変パターン(肝臓の萎縮，肝表面の不整，粗糙な粗い肝臓内部構造)です．

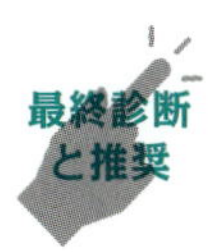

腹水と肝硬変

19 番勝負の 12

腰痛

感染？ 腫瘍？ あるいは椎間板ヘルニア？

症例

患者 40 歳，男性．会社員(営業職)．

主訴 2 週間前からの腰痛．

現病歴 久しぶりの休日に，家族とバスで日光へ日帰り旅行に出かけた．その日の夕方に帰宅したあとから腰痛あり．発症は緩徐で，体動で増悪するが，夜間安静時は軽快する．左下肢がしびれている感じがする．便秘や排尿困難，歩行困難，発熱，体重減少などはなし．癌の既往 / 併存なし．癌の家族歴もなし．常用している内服薬なし．近医・整形外科を受診するも，症状が軽快しないということで紹介となる．

バイタルサイン 意識清明，血圧 120/60 mmHg，脈拍数 60 回 / 分，呼吸数 14 回 / 分，体温 36.6℃．

身体所見 全身外観は良好．身長 165 cm・体重 65 kg.
貧血・黄染なし．頭頸部・胸部・腹部に異常なし．
背部の椎体棘突起・傍脊柱筋・仙腸関節に圧痛なし．脊椎強直なし．

- Straight Leg Raising (SLR) 検査では，左股関節屈曲 30° で左下肢に痛みを誘発した．
- Crossed Straight Leg Raising (CSLR) 検査では，右股関節屈曲 60° で左下肢に痛みを誘発した．
- Sit-to-Stand (STS) 検査(座位から片下肢の力で立位になれるかどうかをみる検査．患者の両手を検者の両手で支えてバランス介助はやってよい)では，両側で正常．筋力低下なし．

- 左の足背外側部で，疼痛感覚の低下を認める.
- 腱反射は，左のアキレス腱反射が低下.
- 直腸診では，肛門括約筋のトーヌスは正常.
- 腰椎の単純 X 線写真では，特に異常を認めない.
- 赤血球沈降速度(ESR)は，9 mm/ 時.

問題

・腰痛の原因は何か？

G 今回は，「腰痛」を主訴とする患者さんです．腰痛には，「レッドフラッグ」という警告症状リストがありましたね(表1)．このレッドフラッグは，日本腰痛学会のガイドラインにも掲載されるようになりました.

では，今回の症例をみてみましょう.

G では，本症例の鑑別診断をどうぞ.

R 「非特異的腰痛」が一番多いです．そのほかには，「腰椎椎間板ヘルニア」「椎体圧迫骨折」「腰椎すべり症」が挙げられます．稀ですが，重篤なものに化膿性脊椎炎や硬膜外膿瘍などの「脊椎感染症」，がんの脊椎転移などの「脊椎悪性腫瘍」，そして「強直性脊椎炎」なども鑑別には挙がるかと思います.

表1 腰痛のレッドフラッグ

- 夜間安静時痛
- 発熱
- 体重減少
- 癌の既往／併存
- 4〜6 週間以上持続し，増悪する腰痛
- 膀胱直腸障害
- 下肢の麻痺

表2 いくつかの重要な腰痛疾患の検査前確率

• 腰椎椎間板ヘルニア	20%
• 椎体圧迫骨折	4%
• 腰椎すべり症	3%
• 脊椎悪性腫瘍	0.7%
• 強直性脊椎炎	0.3%
• 脊椎感染症	0.01%

G すばらしい鑑別リストですね.

R これらの重篤な原因疾患の検査前確率(事前確率)は，どの程度でしょうか？

G 表2のような報告データがあります．比較的稀ですね．ただし，これは全腰痛患者を年齢を問わずに分母にして計算した結果です．レッドフラッグを有する患者群では当然，検査前確率はかなり上がると思います.

まず重要な腰痛疾患を除外する

G さて，表2のうち，紹介された時点でほぼ除外できるのはどれでしょうか？

R 「椎体圧迫骨折」と「腰椎すべり症」は単純X線写真で異常がないことから否定的です.

G そうですね.「脊椎感染症」「脊椎悪性腫瘍」「強直性脊椎炎」は？

R レッドフラッグがないことと，ESRが正常なので，これらも否定的です.

G そうですね．レッドフラッグは最重要！　そして，**ESRは安くて価値の高い検査です**.「強直性脊椎炎」は，若年発症(40歳未満)の慢性経過で脊椎強直が出てきますね.

「腰椎椎間板ヘルニア」はどうでしょうか？

R 表2によれば,「腰椎椎間板ヘルニア」はコモンですね.

G ただし，椎間板ヘルニアの検査前確率にはpitfallがあります．実は，ほとんどの椎間板ヘルニアでは症状はありませんし，ヘルニアも多くの場合には自然に消失します.

R そうなんですか!?

G **最終的に手術を必要とする椎間板ヘルニアを有する患者の割合は，全腰痛患者のうち約2%です**．ですので，MRIでヘルニアを見つけたとしても，臨床症状と一致していなければ，単なる偶発的な所見ということになります．そして，ほとんどが非特異的腰痛ということになります.

表3 腰痛患者における「腰椎椎間板ヘルニア」の各種所見の診断特性

症状（神経根レベル）	陽性尤度比	陰性尤度比
SLR 検査（L5〜S1）	1.1（95% CI, 1.0〜1.1）	0.34（95% CI, 0.25〜0.40）
CSLR 検査（L5〜S1）	2.2（95% CI, 1.8〜2.8）	0.81（95% CI, 0.77〜0.87）
STS 検査（L4〜L5）	26（95% CI, 1.7〜413）	0.35（95% CI, 0.22〜0.56）

R わかりました．臨床所見が重要ということですね！

「椎間板ヘルニア」を賢く診断し，賢く治療する

G では，腰椎椎間板ヘルニアがあるかどうかをみてみましょう．

MRI 上の腰椎椎間板ヘルニアの検査前確率は 20% ということですが，手術が必要な重症のヘルニアは約 2% でした．検査前確率は次の 3 つのポイントで考えればよいということでしたので，臨床的に意味のある腰椎椎間板ヘルニアの検査前確率は 10% としましょう．

検査前確率のめやす

- レアな疾患　0.1%
- 比較的レアな疾患　1%
- コモンな疾患　10%

R それでは，腰椎椎間板ヘルニアの「診断特性」を教えてください．

G 表3のとおりです．病歴では腰痛と下肢痛が重要ですが，病歴に診断特性の高いものはありません．これまでの研究結果から有意であった身体所見のみを記載しています．

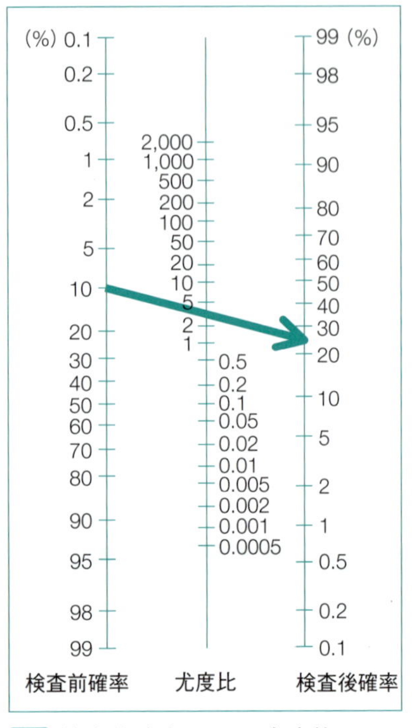

図1 検査前確率10%，尤度比3.0の場合の確率変化

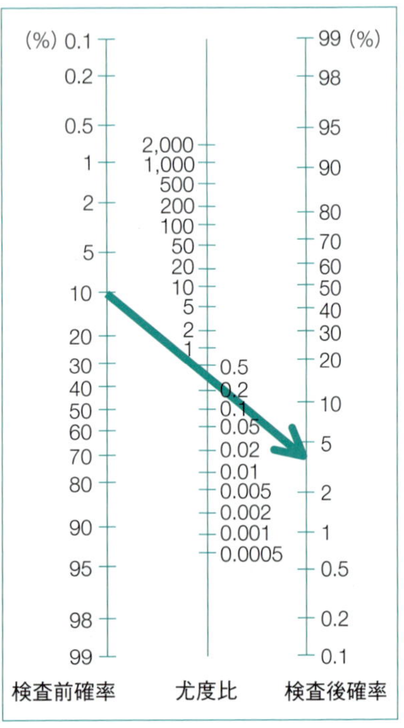

図2 検査前確率10%，尤度比0.35の場合の確率変化

R 今回のケースでは, SLR検査とCSLR検査がともに左下肢で陽性でした．また，STS検査は陰性でした．

G SLR検査の陽性尤度比は，1を含んでいます．そのため，この検査が陽性であっても，検査前確率はあまり変化しません．CSLR検査は有意な陽性尤度比をもっているので，これで概算はできます．ここでは，CSLR検査の陽性尤度比を3.0として，ファーガンのノモグラムに当てはめてみてみましょう．

R はい．検査前確率を10%とすると，検査後確率は25%となります（図1）．

G また，身体所見に，左足背外側部に疼痛感覚の低下がありましたね．腱反射は，左のアキレス腱反射が低下していました．この所見には尤度比などのデータはありませんが，これと組み合わせて総合的に判断すると，腰椎の S1 の神経根障害を伴う「腰椎椎間板ヘルニア」の可能性が高いということになります．

R L4〜L5 のヘルニアについては，STS 検査が陰性ですので(陰性尤度比 0.35)，確率は下がりますね．

G そうですね．それでは，ファーガンのノモグラムに当てはめてみてみましょう．

R はい，検査前確率を 10％として，検査後確率は 4％となります(図 2)．

MRI 検査で確認してよろしいでしょうか？

G そうですね．臨床的に重要な椎間板ヘルニアの可能性が高い場合には，撮像してもよいでしょう．ただし，手術になる可能性はそれでも低いと思います．なぜなら，自然経過でよくなることが多いからです．

R はい．患者さんと相談しながら，“賢い選択(choosing wisely)”をします！

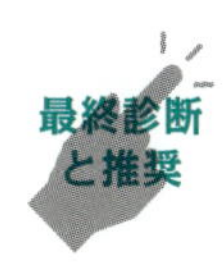

腰椎椎間板ヘルニア(S1 神経根障害)
➡まずは保存的に経過観察
(神経根障害に対する内服治療)

19 番勝負の 13

下腿の腫脹

蜂窩織炎か？ DVT か？

症例

患者　50 歳，男性．会社員．

主訴　2 日前からの左下腿の腫脹．

現病歴　会社の出張で英国へ飛行機(エコノミークラス)で出かけた．帰国の約 2 週間後，徐々に始まる左下腿の腫脹と疼痛，発赤あり．37℃ 台の発熱と軽度の悪寒もあり．体重減少，寝汗，呼吸困難，気分不良などはなし．

既往歴　特になし．がんの既往歴や併存，また家族歴もなし．最近数年間に抗菌薬投与を受けたこと，普段の内服薬もなし．

バイタルサイン　意識清明，血圧 130/70 mmHg，脈拍数 80 回 / 分，呼吸数 17 回 / 分，体温 37.6℃．

身体所見　全身外観は良好．身長 165 cm・体重 70 kg．
頭頸部・胸部・腹部に異常なし．
左下腿の腫脹あり(右下腿と比べて径が 2 cm 長い)．同時に，発赤・熱感あり．深部静脈の走行に一致するような圧痛もあり．腫脹は，わずかにピットする浮腫を伴う．

検査所見　末梢血白血球数 10,800/mm^3．

問題

・左下腿腫脹の原因は何か？

G 今回は，「下腿の腫脹」を主訴とする患者さんです．腫脹は「浮腫」のこともあります．両側性の浮腫であれば，一般的に全身性疾患を疑いますが，片側性であれば，深部静脈血栓症(deep vein thrombosis：DVT)やリンパ浮腫(骨盤内腫瘍などによるリンパ管通過障害)などの局所病変をまず考えます．また，腫脹は「皮膚疾患」のこともあります．蜂窩織炎・丹毒，湿疹・皮膚炎などのこともありますね．

　では，今回の症例をみてみましょう．

G では，本症例の鑑別診断をどうぞ．

R 発熱と悪寒，末梢血白血球増加を伴っていますので，まず「蜂窩織炎」を考えます．

G そうですね．それなら，追加の検査と治療は？

R 血液培養2セットです．治療は，入院していただき，セファゾリン1日4g静脈注射(1gを6時間おき)でいきたいと思います．最近の抗菌薬の曝露もないし，疫学的にもリスクのない背景ですので，MRSA(メチシリン耐性黄色ブドウ球菌)のカバーまでは不要と思います．

G すばらしいですね．ところで鑑別は？

R 下腿腫脹がありますので，DVTを挙げたいと思います．

G そうですね．では，DVTの診断について，今回は考えてみましょう．

DVTの検査前確率は「Wellsスコア」で

G まず，検査前確率を考えてください．

R DVTはコモンな病気ですから，これまでの連載を参考にして，10%でよろしいでしょうか？

G DVTの場合，検査前確率は「Wellsスコア」を用いて推定することが推奨されています．まあ，世界的に使用されているスコアですので，ここでぜひマスターしてみましょう．

R わかりました．そのWellsスコアを教えてください．

G ……(汗)．表1のとおりです．

表1 深部静脈血栓症(DVT)の検査前確率推定のための「Wells スコアリング」

臨床項目	点数
活動性のがん(6カ月以内のがん治療またはがんの緩和ケア)	1
下肢の運動麻痺，不全麻痺，または最近のギプス安静	1
最近4週間以内における3日間を超えるベッド上安静または大手術	1
深部静脈の走行に一致する局所の圧痛	1
下肢全長にわたる腫脹	1
健常側と比較して3cmを超える下腿腫脹(脛骨粗面の下部で測定)	1
ピットする浮腫(病側が大きい)	1
表在静脈の拡張(静脈瘤ではない)	1
以前に証明されたDVTの既往あり	1
DVTの診断以外に，より可能性の高い診断がある	−2

▶最終 Wells スコアは，
左記に該当するものすべてを加算して求める．
その解釈と検査前確率のグループは下記のとおり．

検査前確率グループ分類	DVTの検査前確率(95%信頼限界)
スコア≧3 (高可能性)	53(44～61)
スコア＝1～2 (中可能性)	17(13～23)
スコア≦0 (低可能性)	5(4～8)

R 症例の臨床所見によれば，深部静脈の走行に一致する局所の圧痛があるので「ピットする浮腫(病側が大きい)」があるとして2点ですが，「より可能性の高い診断(蜂窩織炎)がある」ので−2点ですか

ら，最終的には0点になります．低リスクですね．

2週間前のエコノミークラス搭乗は，スコアに入らないのですね？

G はい．最近の研究[26]で，**航空機搭乗でDVTの相対リスクが2時間ごとに26%ずつ上昇する**，ということが明らかにされました．他の旅行手段でも，リスクが上昇するようです．成田空港からロンドンまでの飛行時間は直行便で片道13時間ですので，往復では26時間になります．26時間は2時間の13倍ですので，DVTリスクは「26%×13」で338%増加することになります．

R へー！　ロンドンに行くだけで，そんなにリスクが上がるんですか！？

G それは“相対リスク”の話です．実際には，100人乗客がいてもDVTを発症するのは1人未満でしょう．リスクが338%増加ということは約4倍になりますが，平均(ベースライン)リスクを0.5%と仮定してみると，成田〜ロンドン間往復でも2%ということになります．

R そうですか．“絶対リスク”でみると，航空機搭乗はそれほど高リスクではないのですね．これで，安心してヨーロッパ旅行に行けます．

G 楽しんでくるといいですね．

尤度比×ノモグラムを使わずに

G では，ケースに戻ってみましょう．

ここで，ある検査をやると，検査後確率を得ることができます．その検査とは？

R はい，D-dimer検査です．

G では，中低度感度のD-dimer検査の結果をみてみましょう．

> D-dimer 0.1 μg/mL（正常値<1.0 μg/mL）

R 正常ですね．結果の解釈は，どうなりますでしょうか？

G 高感度のD-dimerでは，表2のようになります．

表2 高感度 D-dimer 結果による検査後確率 [4)]

検査前確率グループ	高可能性	中可能性	低可能性
D-dimer 上昇	63	25	11
D-dimer 正常	8.6	1	0.5

表3 中程度感度 D-dimer 結果による検査後確率 [4)]

検査前確率グループ	高可能性	中可能性	低可能性
D-dimer 上昇	67	34	17
D-dimer 正常	19	4.4	0.9

R これまでの項目のような，尤度比でノモグラムを用いる方法ではないんですね．

G そうです．DVT に関しては，このスコアリングが普及しているので，検査後確率も検査前確率グループから求めることが普及しています．中程度感度の D-dimer では，表3のようになります．

R 本症例では中程度感度の D-dimer の結果でしたので，表3によれば検査後確率は「0.9%」となります．

G かなり可能性が低下しましたね．この結果であれば，下肢静脈エコー検査もいらないかもしれませんね．それについては，患者さんと相談してみてください．

R はい．患者さんと相談しながら，“賢い選択(choosing wisely)”をします！

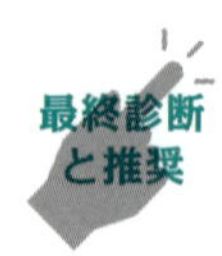

下肢蜂窩織炎 ➡ 抗菌薬療法

めまい

危険なめまいか？

症例

患者　60 歳，女性．主婦．

主訴　2 時間前からのめまい．

現病歴　初めての孫が生まれ，その世話をしている最中に突然，周りのものがグルグル回るような感じあり．吐き気と嘔吐もあり．めまいは，じっと安静にしていると，1 分以内に治まる．頭痛・頸部痛・耳鳴・難聴・構音障害・脱力・しびれ・感覚障害なし．

既往歴　特になし．普段の内服薬もなし．

バイタルサイン　意識清明，血圧 130/80 mmHg，脈拍数 70 回 / 分，呼吸数 17 回 / 分，体温 36.6℃．

身体所見　全身外観は良好．身長 165 cm・体重 50 kg．
頭頸部・胸部・腹部・四肢に異常なし．自発眼振なし．

検査所見　Romberg 検査陰性．

問題

・めまいの原因は何か？

G 今回は，「めまい」を主訴とする患者さんです．単にめまいといっても，さまざまな訴えが含まれています．回転性めまい／前失神／平衡障害／その他(心理・精神的要因も含む)というカテゴリー分類が，よく利用されていますね．

　では，今回の症例をみてみましょう．

G では，本症例の鑑別診断をどうぞ．

R 「めまい」ですので，末梢性めまいをまず考えます．

めまいの分類

G 「めまい＝末梢性めまい」ではありません．めまいの鑑別で重要なのは，そのタイプの分類です．タイプを挙げてみてください．

R 回転性めまい／前失神／平衡障害／心理・精神的要因，でいかがでしょうか？

G これらを，病歴と診察で区別することが重要です．この患者さんは「周りのものがグルグル回るような感じ」ですので，回転性めまい(vertigo)でよいでしょう．回転性めまいの鑑別は？

R 末梢性／中枢性，でどうでしょうか？

G そうですね．いわゆる“危険なめまい”である「中枢性」のめまいを除外することが重要です．以上をまとめると，図1のようになります．

　では，「回転性めまい」の原因を挙げてみてください．

R 表1のとおりです．教科書を参考にしました．

G 網羅的ですばらしい！　いくつかの高頻度疾患に絞ってみていくといいですね．

R わかりました．「めまい」全体での，それぞれの原因の検査前確率(有病率)は，どうなっていますか？

G 次のような頻度が平均的結果です．

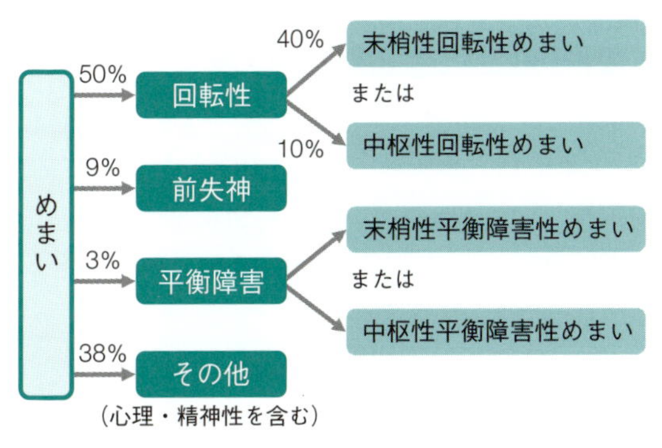

図1 めまいの分類

表1 回転性めまいの原因

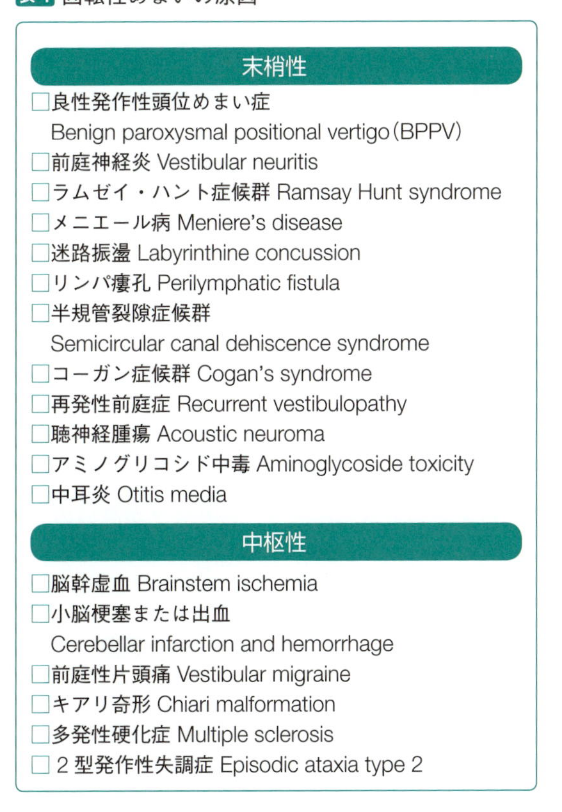

末梢性

- □良性発作性頭位めまい症 Benign paroxysmal positional vertigo（BPPV）
- □前庭神経炎 Vestibular neuritis
- □ラムゼイ・ハント症候群 Ramsay Hunt syndrome
- □メニエール病 Meniere's disease
- □迷路振盪 Labyrinthine concussion
- □リンパ瘻孔 Perilymphatic fistula
- □半規管裂隙症候群 Semicircular canal dehiscence syndrome
- □コーガン症候群 Cogan's syndrome
- □再発性前庭症 Recurrent vestibulopathy
- □聴神経腫瘍 Acoustic neuroma
- □アミノグリコシド中毒 Aminoglycoside toxicity
- □中耳炎 Otitis media

中枢性

- □脳幹虚血 Brainstem ischemia
- □小脳梗塞または出血 Cerebellar infarction and hemorrhage
- □前庭性片頭痛 Vestibular migraine
- □キアリ奇形 Chiari malformation
- □多発性硬化症 Multiple sclerosis
- □２型発作性失調症 Episodic ataxia type 2

「めまい」における原因カテゴリーの有病率▶

- 回転性　50%
  （末梢性　40%／中枢性　10%）
- 前失神　9%
- 平衡障害　3%
- その他（心理・精神性も含む）38%

R やはり「末梢性めまい」の頻度が高いのですね.

G そうです．なかでも「良性発作性頭位めまい症(benign paroxysmal positional vertigo：BPPV)」が多くて，めまい患者全体の10%です.

めまいの鑑別

G 今回の症例はBPPVであるか，みていきましょう．まず検査前確率は？

R 10%です！

G そうです．いま教えたところでしたね(笑).

R では，エビデンスに基づく診断の手順は？

G めまいの鑑別では，個々の疾患の症状・徴候(両方合わせて症候という)のパターン(クラスター)に合致するかどうかで診断していきます.「1つ」「1つ」の症候のみでは，鑑別できません. 1つの所見のみに注目するのでは診断エラーのリスクが高いのです.

R わかりました．では，代表的な疾患の症候パターンを教えてください.

G 表2のとおりです.

R BPPVは，かの有名なDix-Hallpike手技(図2)による所見が特徴的なんですね.

G この症例では，Dix-Hallpike手技で特徴的な眼振とともに，回転性めまいの症状が約15秒の短時間のみ観察されました.

R それでは，尤度比はどうなりますか？

G はい，表3のようなデータがあります.

表2 代表的な回転性めまいの原因疾患の症候パターン(クラスター)

	良性発作性頭位めまい症(BPPV)	前庭神経炎	メニエール病	中枢性回転性めまい(脳幹・小脳の一過性脳虚血発作または梗塞・出血など)
時間的経過	再発性, 持続は数秒	突然(または急性)の発症で1回エピソードのみ,持続は数日	再発性,持続は数分〜数時間	突然発症,数分〜数時間〜数日〜数週間と幅あり (1分以内ということはない)
臨床状況	頭位や体位で誘発可能	ウイルス感染症状が先行または同時発症	誘発なく発症	血管性危険因子または外傷歴あり
眼振の性状	末梢性のパターン	末梢性のパターン	末梢性のパターン	中枢性のパターンが多いが末梢性のパターンのことあり
随伴する神経症状	なし	病変側へ転倒傾向,しかし,脳幹症状・所見なし	なし	頭痛,歩行障害,構音障害,嚥下障害,失調症,感覚障害のうち,最低1つはあることが多い
聴覚症状	なし	通常なし	耳閉塞感または耳痛が先行することあり めまいに難聴,耳鳴を合併する	通常はなし (例外は,anterior inferior cerebellar artery 症候群の時)
その他の所見	Dix-Hallpike手技で特徴的な所見あり	head thrust 手技で異常所見あり	片側性の低音部聴力障害あり	CTで異常なしのことあり MRIで異常をみることが多い (一過性脳虚血発作ではMRI正常であることに注意)

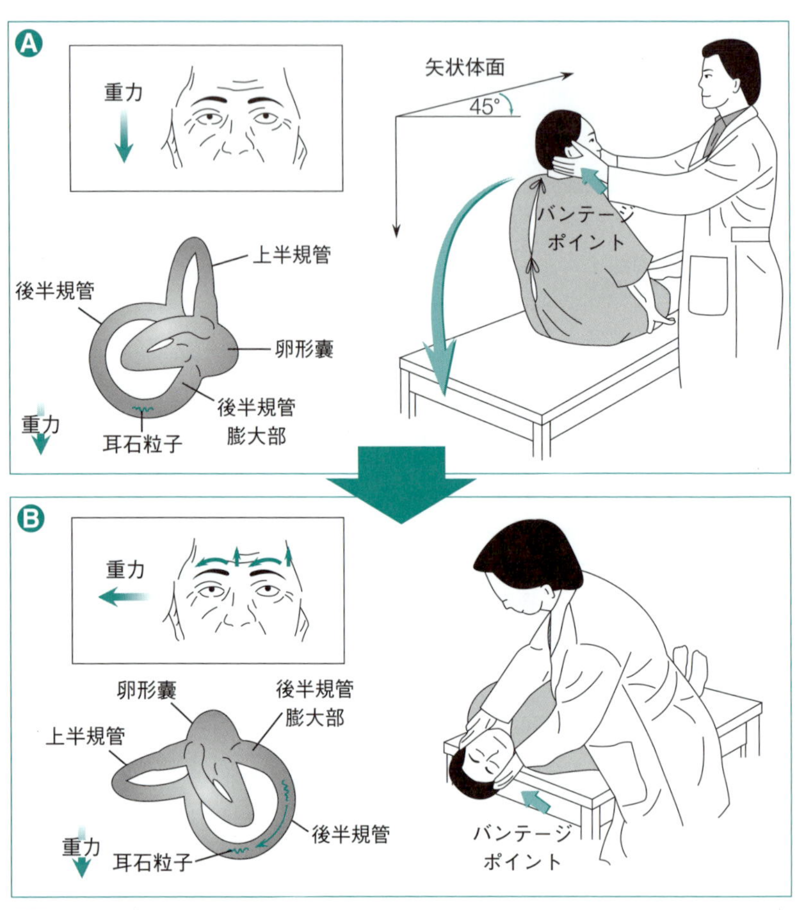

図2 Dix-Hallpike 手技
Ⓐ患者を座位にして，右 45° の方向へ向かせる．
Ⓑその状態から，患者の頭部を固定したまま，上体を横にする．「眼振」が誘発された側の耳が病側．

表3 末梢性めまいの診断的中率と尤度比[4)]

	的中率	尤度比
症候クラスターすべての項目が陽性	陽性 85%	7.6
症候クラスターに陰性項目1つ以上あり	陰性 68%	0.6

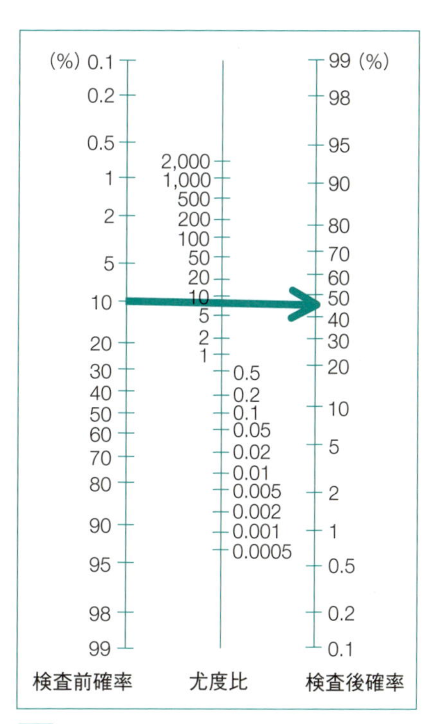

図3 検査前確率10%，尤度比7.6の場合の確率変化

この症例は，BPPV症候クラスターすべての項目が陽性ですね．では，ファーガンのノモグラムに当てはめてみてみましょう．

R はい．検査前確率を10%として，尤度比は7.6ですから，検査後確率は46%となります(図3)．

これでも，まだ50%未満なんですね！

G そうです．ここが，めまいの診断の難しいところです．代表的な他の疾患を除外することも必要です．これも，クラスターで行うとよいでしょう．

R そうですか．それでは，前庭神経炎・メニエール病・中枢性回転性めまい〔脳幹・小脳の一過性脳虚血発作(TIA)または梗塞・出血など〕についてクラスターをみてみますと，4つとも「症候クラスターに陰性項目1つ以上あり」ですので，尤度比は0.6ですね．

G ただし，“見逃してはならない”中枢性めまいは，次の陽性項目が1つでもあれば，疑っておいたほうが安全ですね．

「めまい」における原因カテゴリーの有病率▶

- □ 高齢者(70歳以上)
- □ 頭痛または頸部痛
- □ 外傷
- □ 随伴する血圧上昇
- □ 局所神経症候

R パールですね．

G 治療は？

R Epley法でしたね．

G 一緒にやってみましょう！

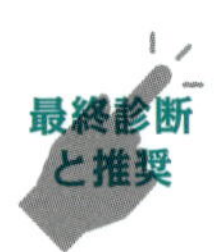

良性発作性頭位めまい症(BPPV) ➡ Epley法

手のしびれ

手根管症候群か？

症例

患者　55歳，女性．病院の事務員．

主訴　1カ月前からの右手のしびれ．

現病歴　約1カ月前から，朝起床時に右手のしびれを自覚するようになった．しびれは，手を振るとよくなる．徐々にしびれ感が増悪してきたので受診．

頭痛・頸部痛・構音障害・嚥下障害・脱力などなし．

既往歴　特になく，生来健康．健診での異常指摘も特になし．普段の内服薬なし．飲酒・喫煙なし．

バイタルサイン　血圧120/70 mmHg，脈拍数60回/分，呼吸数12回/分，体温36.5℃．

身体所見　全身外観は良好．意識清明．身長165 cm・体重50 kg．

頭頸部・胸部・腹部に異常なし．

患者さんに図示してもらうと，しびれと感覚鈍麻は右手の第1〜3指の掌側および背側．手掌には症状なし．右第1指の外転筋力は正常．

Phalen徴候とTinel徴候は右側で陽性．

問題

・手のしびれの原因は何か？

G 今回のケースは,「手のしびれ」感を主訴とする患者さんです．手のしびれの原因疾患には，さまざまな鑑別があります．「脳血管障害」などの頭蓋内疾患,「頸椎症性神経根炎」「手根管症候群」などがありますね．

では，今回の症例をみてみましょう．

G では，本症例の鑑別診断をどうぞ．

R 「Phalen 徴候と Tinel 徴候は右側で陽性」ですので，右側の手根管症候群をまず考えます．

G これらの古典的サインを覚えていたとは，たいへん優秀ですね．

R (照れながら)はい，ありがとうございます．

G ただし，最近の研究では，Phalen 徴候と Tinel 徴候はあまり役に立たない，とされています[27, 28]．

R (驚いて)エー！　そんなぁ…．

G 残念ながら，そうなんですよ．患者さんに図示してもらうのが一番で，それによって**手根管症候群の古典的パターンまたは高可能性パターンの症状分布であるかどうかが重要**とされています[27, 28]．

R それは意外でした．

手根管症候群のリスク

G では，手のしびれにおける「手根管症候群」の検査前確率(事前確率)を考えてみてください．

検査前確率のめやす

- レア な疾患　0.1%
- 比較的レアな疾患　1%
- コモンな疾患　10%

R そうですね．あまりコモンな印象はないので,「比較的レア」的確率の 1%くらいでしょうか．

G 手根管症候群は,「コモン」な疾患でしょう. ある研究結果では7%でしたので, 四捨五入すると10%. ただし高リスク群では, もちろん確率は高くなります.

R どのような群が高リスクでしょうか?

G 次のとおりです.

「手根管症候群」の高リスク群▶

- 妊娠後期の妊婦
- 手作業者
- 糖尿病
- 関節リウマチ
- 甲状腺機能低下症

など

R それなら, 手のしびれを訴える患者さんが来たら, 糖尿病や関節リウマチ, 甲状腺機能低下症のスクリーニング検査を行ったほうがよいのでしょうか? たとえば, 血清HbA1cや抗CCP(環状シトルリンイヒペプチド)抗体, TSH(甲状腺ホルモン)値の検査など…….

G そのような疾患を疑う症状があればもちろんやりますが, そうでなければ勧められませんね. 手のしびれ以外の症状がない人にそのような検査を行うのは,「low-value care」と呼ばれるかもしれません.

R low-value care……. 恐ろしい言葉ですね.

手根管症候群の症状分布

G では, 症例に戻ってみましょう. 症状の分布は, 図1[29]のとおりでした. これは,「高可能性パターン」の症状分布(Katz分類による)ですね.

R そうだったんですか! これが古典的パターンかと思っていました.

G 「古典的パターン」は, 図2[29]です.

R 手根管より中枢側の症状があるのは, なぜですか?

G 放散痛です. 古典的にも放散痛があるのですから, 放散することは

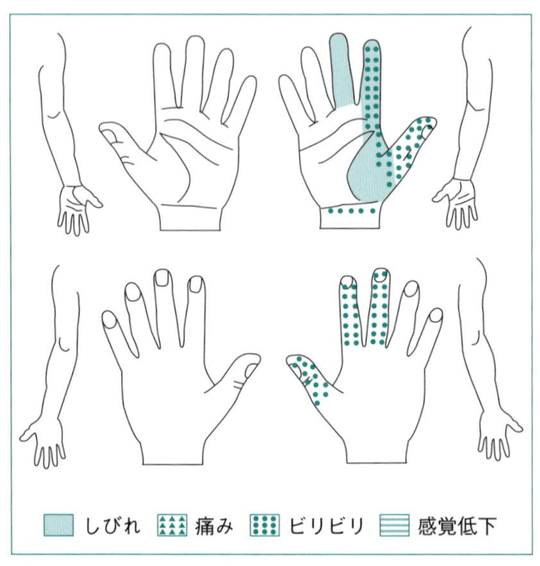

図1 手根管症候群の「高可能性パターン」の症状分布

（文献 29 より改変）

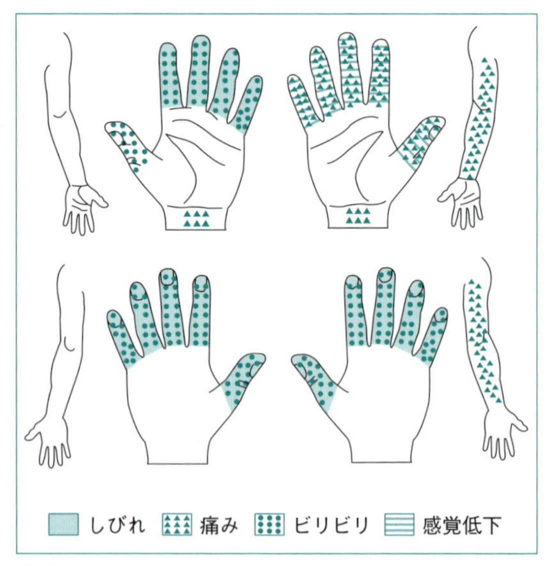

図2 手根管症候群の「古典的パターン」の症状分布

（文献 29 より改変）

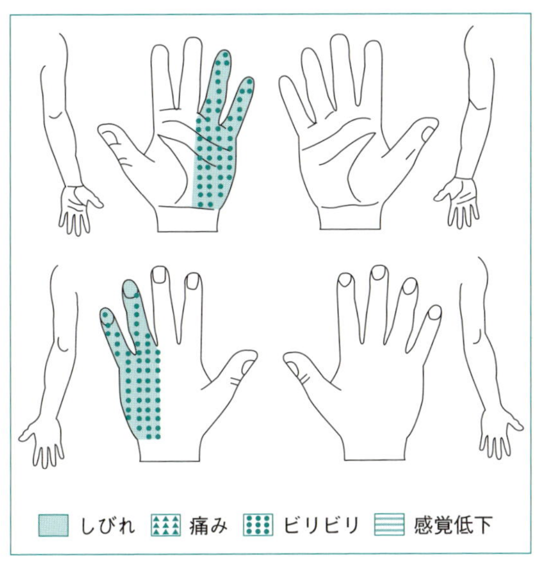

図3 手根管症候群の「低可能性パターン」の症状分布
（文献29より改変）

よくあると考えたほうがよいでしょうね.

最後に,「低可能性パターン」は図3[29]です.

R わかりました.

身体所見の検査特性

R でも, Phalen徴候とTinel徴候が陽性というのが, やっぱり気になりますね.

G そうですね. では, まず両徴候について説明してみてください.

R Phalen徴候は, 患者さんの両手関節を90°屈曲させて両手背を合わせて60秒間そのままじっとしている時にしびれ感などの症状が出てきたら陽性. 図4ですね.

Tinel徴候は, 病側の手根管の部位で正中神経を軽く叩くとしびれ感などの症状が出てきたら陽性. 図5ですね.

G すばらしいですね. それでは, これらのフィジカル手技も含めて,

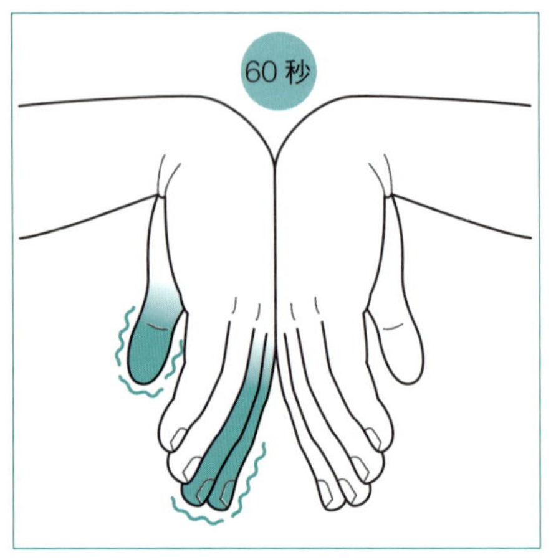

図4 Phalen 徴候

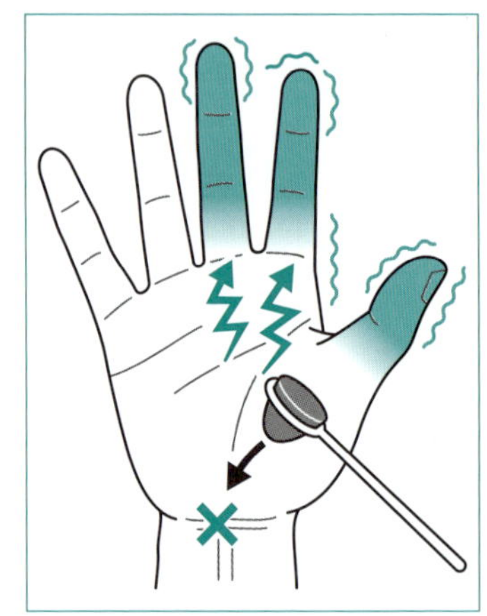

図5 Tinel 徴候

表1 手根管症候群に対するフィジカル手技の検査特性[4)]

	陽性尤度比 (95% CI)	陰性尤度比 (95% CI)
Tinel 徴候	1.5(1.2～2.1)	0.82(0.72～0.93)
Phalen 徴候	1.3(1.2～1.5)	0.74(0.62～0.87)

検査特性をみてみましょう(表1)[4)].

R 最近の研究結果では，これらの手技の尤度比は，それほど高くないということですね．

G そうです．ただし，これらの手技をやる意味がない，ということではありません．臨床研究結果は変わることが，よくあります．今後，見直される可能性もあると思います．**先人が開発(発明)した貴重な身体所見の手技を，少数の研究結果をもって捨て去るのは惜しいことだと思います．**

今回の症例では，これら2つの徴候(互いに独立事象とみなす)が陽性でしたので，尤度比のかけ算をしてみましょう．

R 1.5×1.3＝1.95 ですね．

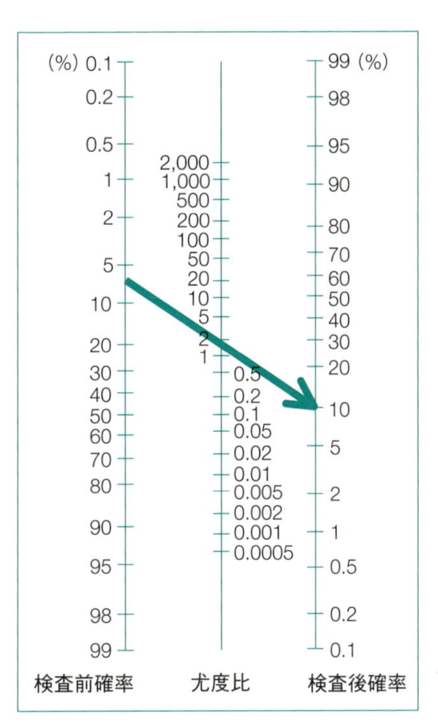

図6 検査前確率 7%，尤度比 1.95 の場合の確率変化

G では，この症例の診察結果をファーガンのノモグラムに当てはめてみましょう．

R はい，検査前確率を 7% として，検査後確率は約 10% となります（図6）．まだ 10% なんですね！

G そうですね．手根管症候群の診断が難しいところです．次に打つ手は？

R 神経伝達速度検査でしょうか？

G そうですね．症状分布の図示と検査結果を組み合わせた解釈が推奨されています（表2）[30]．

R 手根管症候群の診断では，「症状分布」が重要なのですね．

G この症例では，伝達速度は「異常」でした．「高可能性パターン」の症状分布でしたので，ランキングでは「1（最も可能性が高い）」

表2「症状分布」の図示結果と「神経伝達速度検査」結果による手根管症候群の"確からしさ"ランキング[30)]

症状分布の図示	神経伝達速度	"確からしさ"ランク
古典的・高可能性	異常	1(最も可能性が高い)
中等度可能性	異常	2
古典的・高可能性	正常	3
中等度可能性	正常	4
低可能性	異常	5
低可能性	正常	6(最も可能性が低い)

※「中等度可能性」は古典的・高可能性・低可能性のいずれのパターンでもないもの

の最高ランクとなりますね．

さて，治療は？

R まずは手首のスプリント固定，それが無効ならステロイド局注でしたね．

G そうです．スプリント固定，一緒にやってみましょう！

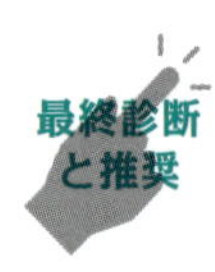

手根管症候群 ➡ スプリント固定

手のふるえ

パーキンソン病か？

症例

患者　75 歳，男性．会社役員．

主訴　3 カ月前から手がふるえる．

現病歴　約 3 カ月前から，安静時に左手のふるえを自覚するようになった. 2 カ月前からは，右手もふるえるようになった．睡眠時には，ふるえはない．また，椅子から立ち上がるのが，だんだん難しくなった．頭痛や頸部痛，構音障害，嚥下障害，脱力などはなし．

既往歴　特になく，生来健康．健診での異常指摘も特になし．普段の内服薬なし．飲酒・喫煙なし．

バイタルサイン　血圧 120/80 mmHg，脈拍数 66 回 / 分，呼吸数 13 回 / 分，体温 36.3℃.

身体所見　全身外観は良好．意識清明．身長 165 cm・体重 50 kg.
頭頸部・胸部・腹部に異常なし．
両手の振戦は安静時が主体．両上肢に固縮あり．継ぎ足歩行は困難で，倒れそうになる．

問題

・手のふるえの原因は何か？

G 今回のケースは,「手のふるえ」感を主訴とする患者さんです.手のふるえの原因には,さまざまな鑑別疾患があります.高齢人口の増加によって「パーキンソン症候群」が増えていますので,その診断と治療に習熟することは重要です.

　では,今回の症例をみてみましょう.

G では,本症例の鑑別診断をどうぞ.コモンなものを,まず挙げてください.

R 「生理的振戦」「薬剤性振戦」「本態性振戦」「パーキンソン病」などでしょうか.

G たいへん優秀ですね.

手がふるえる疾患

R それぞれの特徴は,どのようなものでしょうか?

G 表1のとおりです.

R 「安静時振戦(resting tremor)」といえばパーキンソン病.人差し指と親指が接近して離れるような,ピルローリング様ですね.

G そうです.その他の振戦は,「活動時振戦(action tremor)」とも呼ばれていますね.

　では,「両手の振戦は安静時が主体」である本症例がパーキンソン病かどうか,みていきましょう.まずは,「パーキンソン病」の事前確率は,どの程度でしょうか?

検査前確率のめやす

- レアな疾患　0.1%
- 比較的レアな疾患　1%
- コモンな疾患　10%

R そうですね.「比較的レア」の1%くらいでしょうか.

G そうですね.一般住民中,65〜84歳の層で約1%,85歳以上で約

表1 コモンな「振戦」の特徴

- 生理的振戦：非病的で，8〜12 Hz と速く，姿勢時のことが多い.
- 薬剤性振戦：生理的振戦に似るが，薬剤（テオフィリンなど）で生じている.
- 本態性振戦：姿勢または動作時で，家族歴があることが多く，飲酒で軽快する.
- パーキンソン病：安静時で，4〜6 Hz と遅く，動作や睡眠で消失する.

表2 パーキンソン病と紛らわしい疾患

- 本態性振戦
- 進行性核上性麻痺
- 多系統萎縮症（Shy-Drager 症候群，OPCA*，黒質線条体変性症を含む）
- レビー小体型認知症
- 薬剤性パーキンソン症候群

* olivo-ponto-cerebellar atrophy（オリーブ橋小脳萎縮症）

2% 程度といわれています.

しかし，似た症状を呈する疾患の種類は多いですね.

R どのような疾患が紛らわしいですか？

G 表2に示します.

R それでは，パーキンソン病の診断検査は何でしょうか？

G **パーキンソン病の診断は，画像やバイオマーカーによるものではなく，「臨床診断」で行われる**，というのがポイントですね.「剖検診断」で黒質の色素が減少しているなどの所見があれば決定的ですが，剖検は生前診断ではないですよね.

R 剖検診断…….恐ろしい言葉ですね.

G L-ドパ製剤に対する反応をみる，という方法もありますが，副作用や反応に個人差もあり，一般的ではありません.

パーキンソン病の臨床診断

R 臨床診断…….「病歴」と「診察」が重要ということですね.

この症例では，「振戦と固縮」がありました.それら以外に重要な身体所見のとり方を教えてください.

G はい.まずは「動作緩慢（bradykinesia）」があります.その診方には，図1のようなやり方があります.本症例では，この手技で動作緩慢を認めました.

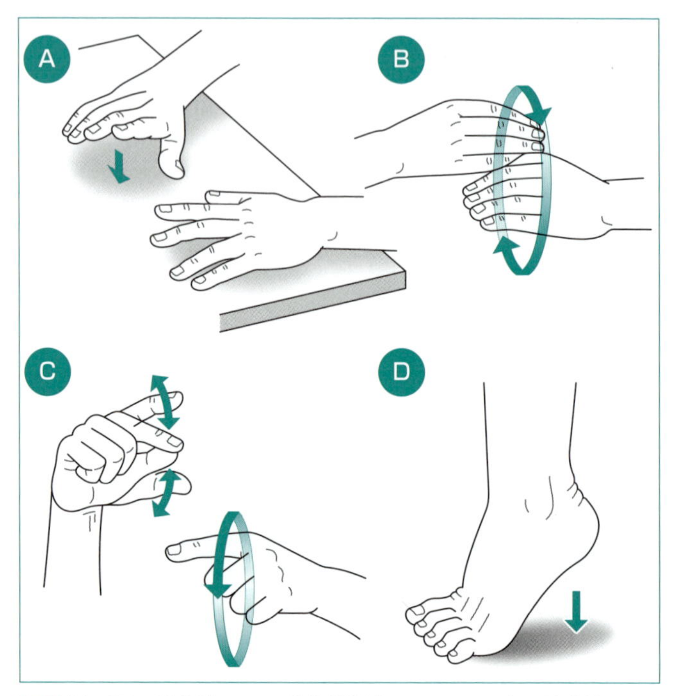

図1 繰り返し動作法による動作緩慢(bradykinesia)の診察法
Ⓐ指で順に机を速く叩く(第2から4指の順で，左右交互に).
Ⓑ胸の前で，両手をぐるぐる速く回す.
Ⓒ片手の第1〜2指で速くつまみ，他の手を回す
(左右同時に行い，その後に左右交替).
Ⓓ足底で床を速く叩く.

もうひとつ，Myerson徴候という大事な所見があります(図2).
本症例では，この徴候も陽性でした.

R これらの身体所見の操作特性をお願いします.

G はい．表3[4]です.

R これらをみると，振戦よりも，「固縮」と「動作緩慢」「Myerson徴候」「継ぎ足歩行が困難」のほうが尤度比は高いのですね.

G そうです．振戦をきたす疾患は多いので，振戦の有無ではなく，他の所見も併せて総合的に診断する，ということですね．本症例では，表3のどの所見を用いますか？

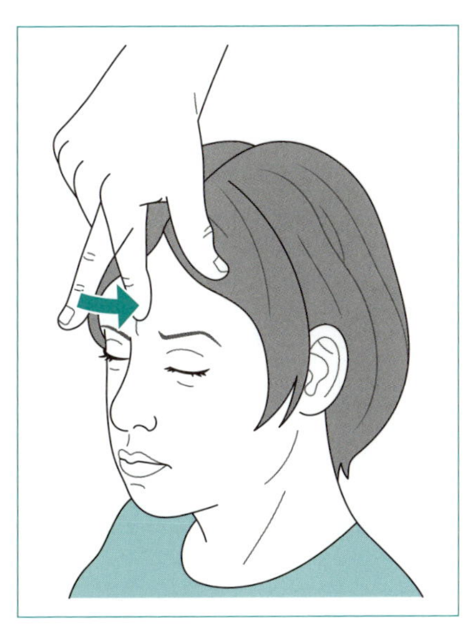

図2 Myerson 徴候(Glabella Tap Test)
検者の指で軽く何度も叩き，10 回連続で瞬きをしたら陽性とする.

表3 パーキンソン病に対する診察の操作特性[4)]

所見	陽性尤度比 (95% CI)	陰性尤度比 (95% CI)
固縮	2.8(1.8〜4.4)	0.38(0.19〜0.76)
固縮と動作緩慢	4.5(2.9〜7.1)	0.12(0.03〜0.45)
振戦	1.5(1.0〜2.3)	0.47(0.27〜0.84)
症状の非対称性	1.8(0.98〜3.2)	0.61(0.41〜0.91)
Myerson 徴候	4.5(2.8〜7.4)	0.13(0.03〜0.47)
継ぎ足歩行が困難	2.9(1.9〜4.5)	0.32(0.15〜0.70)

R 「振戦」「固縮・動作緩慢」「Myerson 徴候」「継ぎ足歩行が困難」の 4 所見で，いかがでしょうか.

G そうですね.「固縮」と「固縮・動作緩慢」は，互いに独立ではないので，尤度比の高い「固縮・動作緩慢」を用います.

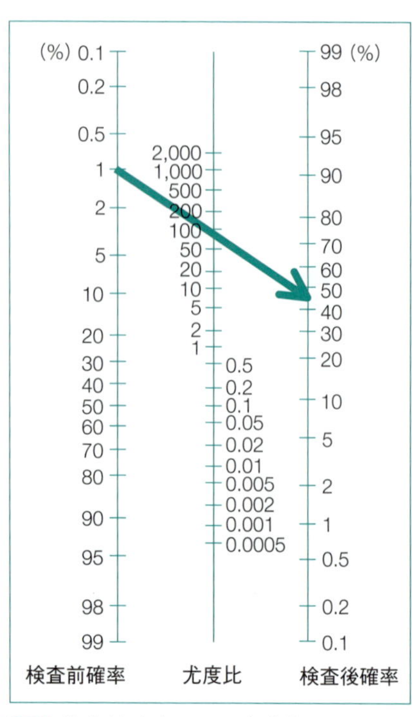

図3 検査前確率1%，尤度比88の場合の確率変化

R 「症状の非対称性」については？

G 症状の発症の仕方には，左右差がありました．しかし，受診時には左右差はありませんでしたので，本症例ではこの項目は用いずに計算してみましょう．

R 「振戦」「固縮・動作緩慢」「Myerson徴候」「継ぎ足歩行が困難」の4所見は，互いに独立事象と思いますので，尤度比のかけ算をしてみます．1.5×4.5×4.5×2.9＝88ですね．

G では，このケースの診察結果をファーガンのノモグラムに当てはめてみてみましょう．

R はい，検査前確率を1%(65歳以上)として，検査後確率は約47%となります(図3)．

G まだ50%未満ですが，ほぼ臨床診断はクリアしたとみてよいでしょうね．他の鑑別疾患が今のところ less likely ですので．

さて，治療は？

R L-ドパ製剤またはドーパミンアゴニスト製剤のどちらかと思いますが，ガイドラインを調べて，患者さんとも相談してみます．

G 診断がほぼ確定すれば，治療選択そのものは比較的ストレートですね．まあ，患者さん個別の治療計画や，そのあとのフォローなども含めると，注意点は多数あります．また現実には，フォローしていくうちに他の症候が出てきて，パーキンソン病以外の病気の可能性が高まってくることもありますね．

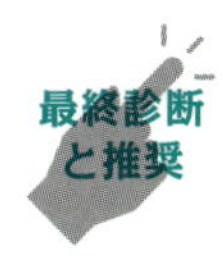

パーキンソン病 ➡ L-ドパ製剤
またはドーパミンアゴニスト製剤

19 番勝負の 17

低アルブミン血症

低栄養か？

症例

患者 72 歳，男性．自営業．

主訴 3 週間前からの発熱．

現病歴 約 3 週間前から，発熱を自覚するようになった．中等度の悪寒あり．食欲低下と体重減少なし．

既往歴 糖尿病で，約 3 週間前から近医通院中．最近の HbA1c は 8% 程度．

内服薬 シタグリプチン 50 mg 1 日 1 錠．

生活歴 飲酒・喫煙なし．

バイタルサイン 血圧 120/80 mmHg，脈拍数 76 回 / 分，呼吸数 17 回 / 分，体温 38.3℃．

身体所見 全身外観は病的．意識清明．身長 166 cm・体重 63 kg．頭頸部・胸部に異常なし．

・腹部：肝叩打痛あり．腹部エコーおよび CT 検査にて，肝膿瘍(6 cm 大)を疑う所見あり．

➜抗菌薬投与および穿刺ドレナージにて治療開始し，3 日後より解熱．

検査所見 穿刺液培養にて，*Klebsiella pneumoniae* が検出された．入院時の血清アルブミン値 2.9 g/dL(外来ベースでは 4.0 g/dL)．

➜カンファレンスで低アルブミン血症が話題となり，NST コンサルトを勧める医師もいた．

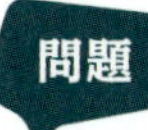

・この患者に「低栄養」はあるか？

表1 血清アルブミン値による低栄養*への尤度比

アルブミン値	尤度比(95% CI)
<3.0 g/dL	**陽性尤度比** 3.3(1.6〜6.9)
≧3.0 g/dL	**陰性尤度比** 0.88(0.79〜0.95)

＊専門家による主観的包括的評価(subjective global assessment：SGA)による判定.

G 今回のケースは，「低栄養」の疑いの患者さんです．高齢社会となり，低栄養の患者さんも増えています．低栄養は，さまざまな予後不良因子です．また，栄養サポートチーム(NST)による介入効果が期待できることもありますので，その診断は重要です．

では，今回の症例をみてみましょう．

G では，まず印象をどうぞ．

R そうですね．血清アルブミン値が2.9 g/dLとかなり低いので，低栄養はあると思います．

低アルブミン血症＝低栄養？

G たしかに，血清アルブミン値には栄養状態との逆相関があります．専門家による主観的包括的評価(SGA)による低栄養をアウトカムにした時の血清アルブミン値3.0 g/dL以上または3.0 g/dL未満による尤度比データを**表1**に示します．

R 陽性尤度比3.3ですので，確率はかなり上がりますね．

ところで，検査前確率はどれくらいでしょうか？

G 成人の入院患者での低栄養の有病率は，報告やセッティングで異なります．まあ，その報告も10〜40%と幅があります．

R 危険因子には，どのようなものがありますか？

G 以下のとおりです．

「低栄養」の危険因子

- 食欲を低下させる病態
- 悪性腫瘍
- 精神疾患
- 消化管疾患
- 栄養状態が制限される病態(経管栄養)など
- 代謝疾患
- 高齢者
- 5%以上の体重減少

R 今回の症例では，食欲低下と体重減少はありませんでした．高齢者という因子はありますが．

G そうですね．高齢患者ということで，事前確率20%と仮定すると，検査後確率は45%となります(図1)．

R まだ，半分以下の確率ですね．

G そうです．アルブミン値のみでの判定は，不正確ですね．実際，最新の研究[31)]でも，**アルブミン値による栄養状態評価が不正確である**ことが指摘されています．

R へえ，そうなんですか！

G アルブミンは，むしろ“negative acute phase reactant”(急性期に低値を示す物質)とみなすべきとしています．今回の症例も，肝膿瘍の症状が3週間ありました．食欲低下や体重減少がなくても，アルブミンが下がる理由がありました．

総合的に評価して

R それでは，他の指標はありますか？

G **低栄養スクリーニングツール(malnutrition screening tool)**というのがあるね(表2)．体重減少と食欲低下による摂取量低下で判定するスコアで，尤度比は表3です．

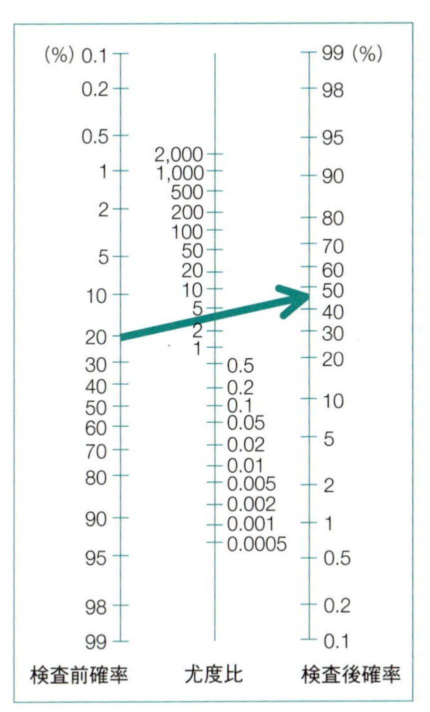

図1 検査前確率20%，尤度比3.3の場合の確率変化

R 今回の症例では，スコア0点(体重減少・食事摂取量低下ともなし)ですので，陰性尤度比0.27ですね．

G 前述の45%から陰性尤度比0.27で，検査前確率は18%となります(図2)．

R 結果は，低栄養はなさそう，ということですね．

ラボデータなどを用いた多変量スコアなどもあるのでしょうか？

G あります．LAW (lymphocyte count, albumin, percentage weight loss)というもので，血液中のリンパ球数，血清アルブミン値，そして体重減少(%)から計算されます(表4)．スコア値のカットオフ値は747.2で，これ以下の時に低栄養を疑います．LAWによる尤度比は，表5のとおりです．

表2 低栄養スクリーニングツール(malnutrition screening tool)

	スコア
❶体重が減りましたか?(ダイエットをせずに)	
いいえ	0
不明	2
はい	問❷へ
❷上記で「はい」の時,何kg減少しましたか?	
なし	0
1〜5	1
6〜10	2
11〜15	3
＞15	4
不明	2
❸食欲低下で食事の摂取が減りましたか?	
はい	0
いいえ	1
合計点数	

(合計点数がスコアとなる)

表3 低栄養スクリーニングスコアによる低栄養*への尤度比

低栄養スクリーニングスコア	尤度比(95% CI)
≧2	陽性尤度比 13 (2.9〜6.1)
＜2(0〜1)	陰性尤度比 0.27(0.19〜0.39)

*専門家による主観的包括的評価(subjective global assessment:SGA)による判定.

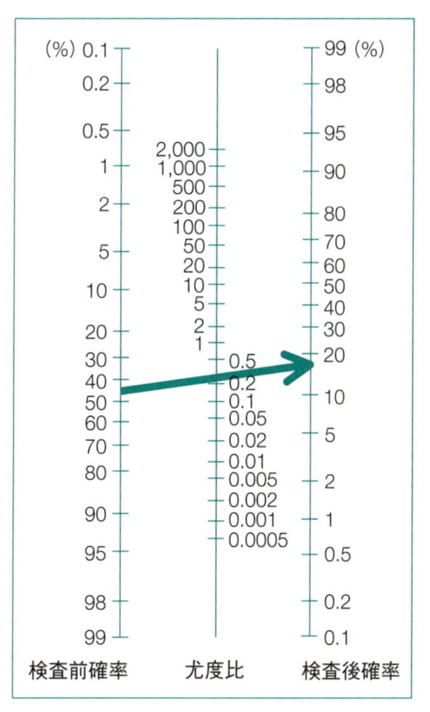

図2 検査前確率45%，尤度比0.27の場合の確率変化

表4 LAW (Lymphocyte Count, Albumin, Percentage Weight Loss) モデル

スコア＝0.07242×リンパ球数(/μL)＋238.664×アルブミン値(g/dL)－24.657×体重変化(%)

スコア≦747.2➡低栄養の疑いあり ｜ スコア＞747.2➡低栄養はなさそう

表5 LAWモデルによる低栄養*への尤度比

LAWモデルスコア	尤度比(95% CI)
≦747.2	陽性尤度比6.1（4.0～9.6）
＞747.2	陰性尤度比0.10(0.03～0.25)

＊専門家による主観的包括的評価(subjective global assessment：SGA)による判定.

表6 栄養状態の主観的外観評価SGA(subjective global assessment)の項目

病歴

- 体重減少：最近6カ月間および最近2週間の減少量(kg)と割合(%)
- 食事摂取量：減少または低カロリー食の使用
- 消化管症状：吐き気，嘔吐，下痢，食欲低下
- 身体活動機能：完全独立，歩行可能，寝たきり

身体所見

下記を4段階で評価(正常／軽度／中等度／重度)

- 皮下脂肪の減少：上腕三頭筋の表面，胸部前面
- 筋肉の減少：大腿四頭筋，三角筋
- 足首の浮腫
- 仙骨部の浮腫
- 腹水

評価基準の目安

(あくまでも目安であり，評価は主観的に行う)

◎栄養状態良好：体重減少5%未満で，現在の食欲は良好.

◎中等度不良：体重減少5～10%で，食事摂取量は少なく，皮下脂肪の減少軽度.

◎重度不良：体重減少10%以上で，皮下脂肪と筋肉の減少がひどい．時に浮腫あり.

今回の症例でのリンパ球数(入院後の安定値)は1,000/μLでしたので，スコアは次のようになりますね.

0.07242×1000＋238.664×2.9－24.657×0
＝764.5(＞747.2)

R 陰性尤度比は0.1です．アルブミン以外のデータも入れると，低栄養は否定的となっていたのですね．特に，体重の変化は重要ですね.

ところで，今回のエビデンス項目のスタンダードになっていたSGAでは，どのような項目で評価しているのでしょうか？

G はい．ゴールドスタンダードなので，実際はこれが最も重要です．病歴と診察所見からなります(表6)．身体所見では，図3も参考に

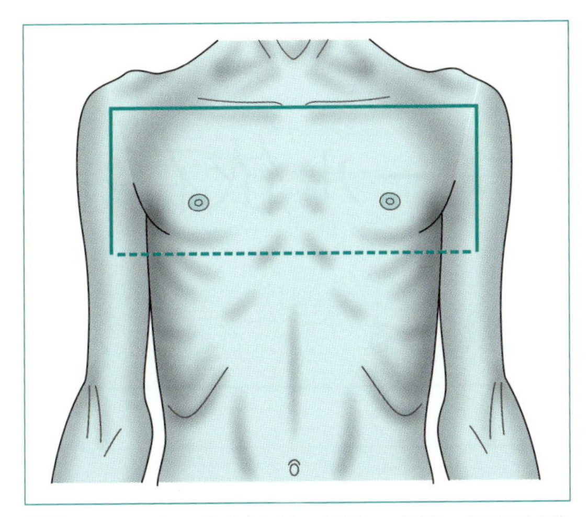

図3 皮下脂肪の減少(上腕三頭筋の表面，胸部前面)と筋肉の減少(三角筋)
三角筋の減少で，両側の鎖骨と上腕骨で「四角形の3辺」をつくる形状をsquare-off(四角)徴候と呼ぶ.

してください.

R ……評価基準をみると，けっこう曖昧ですね.

G そうです．低栄養の評価では，簡単に除外しないことと，総合的に評価することです．レジデントのみなさんは，グループで評価して，指導医の先生方やNSTからチェックを受けるとよいですね.

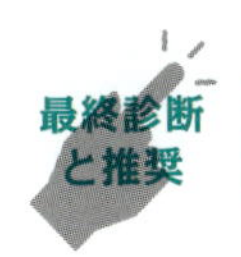

低栄養なし ➡ 現行の栄養摂取を続行

19 番勝負の 18

アルコール依存症か？

問題飲酒を見極める

症例

患者　55 歳，女性．主婦．生来健康．

現病歴　脂肪肝による軽度の肝機能障害を，健診で指摘されたので受診．自覚症状なし．

生活歴　飲酒はビール(350 mL)2〜3 缶 / 日．喫煙はなし．

バイタルサイン　血圧 120/80 mmHg，脈拍数 66 回 / 分，呼吸数 17 回 / 分，体温 36.3℃．

身体所見　全身外観は良好．意識清明．身長 160 cm・体重 55 kg．皮膚・頭頸部・胸部・腹部・神経学的診察に異常なし．

検査所見　腹部エコーで「脂肪肝」あり．血清 γ-GTP 値 60 IU/L．

問題

・この患者は「アルコール依存症」か？

G　今回のケースは，「アルコール依存症」疑いの患者さんです．アルコールは，適度な摂取であれば，コミュニケーションをスムーズにして社会活動を円滑にする利点をもちます．しかしながら，乱用症や依存症にまでなると，肝障害や神経障害，栄養障害，精神障害などのリスクが出てきます．事故や暴力などに発展するおそれもあります．また，ほとんどの乱用症や依存症の人が，そうなる以前の不適切な飲酒(問題飲酒)から移行するので，問題飲酒者を見つけて早期に介入することが重要です．では，今回の症例をみてみましょう．

G　では，まず印象をどうぞ．

R　ビール(350 mL)を1日2, 3缶ということですので，「依存症」とまではなっていない印象です．

「依存症」か否か

G　ある患者に「アルコール問題がある」と医師が思った時には，ほとんどの患者で実際にあることが多いですね．特異度は98%というデータがあります．一方で，「アルコール問題はない」と思った時でも，実際には「ある」ことも多く，感度は27%と低い状況です[32]．

R　医師の印象は当てにならないのですね．ところで日本には，どれくらい「問題飲酒者」がいるのでしょうか？

G　対象住民や用いられた定義によってデータは異なりますが，「アルコール依存症」は1%，**「問題飲酒者」は男性で10%・女性で5%**程度いるようです．問題は，多くの人々が「飲酒量は多くない」と思い込んでいることです．

R　コモンな問題にもかかわらず，「病識がない人が多い」ということですね．

G　それでは，今回の症例について考えてみましょう．何か，よいスクリーニングツールはありますか？

R　「CAGE質問票」(表1)は，どうでしょうか．学生時代に勉強しました．

G　すばらしい！

R　この質問票の操作特性は，どうなっているでしょうか？

G　スクリーニング診断が「アルコール依存症」の場合の特性を見てみましょう(表2)[4]．

この症例のCAGE質問票の結果は，Ⓒと Ⓐの2項目が当てはま

表1 CAGE質問票

- **C**「飲酒量を減らさなければならない」と感じたことがありますか？(**c**ut)
- **A** 他人があなたの飲酒を非難するので気に障ったことがありますか？(**a**nnoyed)
- **G** 自分の飲酒について「悪い」とか「申し訳ない」と感じたことがありますか？(**g**uilty)
- **E** 自分を落ち着かせて二日酔いを直すために「迎え酒」をしたことがありますか？(**e**ye-opener)

上の4項目のうち当てはまる項目があれば，1点ずつ加算する(0〜4点).

表2「アルコール依存症」診断のためのCAGE質問票の操作特性(対象：成人)[2)]

CAGE	尤度比(95% CI)
≧1	3.4(2.3〜5.1)
＝0	0.18(0.11〜0.29)

りましたので，計2点でした.

R そうしますと，アルコール依存症の検査前確率は「比較的レアな疾患」で1%程度ですので尤度比3.4で，図1のノモグラムで示すように3.3%となります．依存症の可能は低いままですね．そうすると，非アルコール性脂肪性肝炎(non-alcoholic steatohepatitis：NASH)でしょうか？

G たしかに，アルコール依存症まではいっていないのかもしれません.

「問題飲酒」か否か？

G でも，問題飲酒の可能性はありますよ.

R 「問題飲酒」の診断は，CAGE質問票で可能でしょうか？

G CAGE質問票は「依存症」の診断には有用ですが，「問題飲酒」の診断は難しいとされています．その場合には，「AUDIT」という

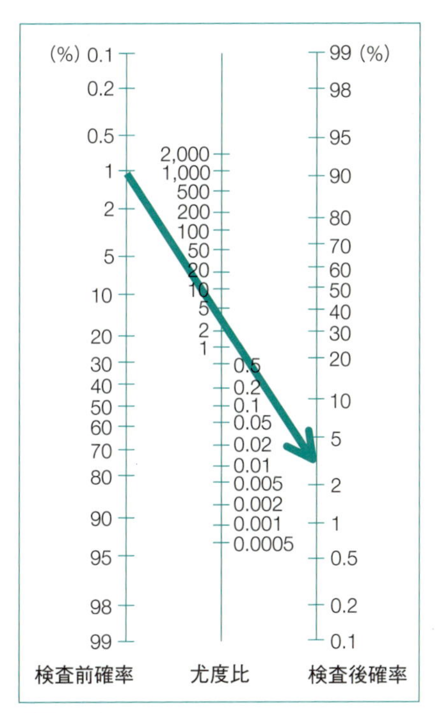

図1 検査前確率1%，尤度比3.4の場合の確率変化

ツールをお勧めしています．AUDITは，WHOが開発した多国籍で使用可能な国際的な質問票です(表3)．

R 質問数が多くなっていますが，そのぶん正確な評価が可能になるのですね．

ところで「1ドリンク＝純アルコール10 g」とされていますが，具体的にはどれくらいの量になりますか？

G そうです．アルコールでは，具体的な量が重要ですね．たとえば，ビール500 mLのアルコール(純エタノール)量は，

500(mL)×0.05(度数)×0.8(換算係数)＝20 g(2ドリンク)

となります．

推奨される「低リスク飲酒」は，1日に2ドリンク以下かつ週5日まで(休肝日を週2日)で，2ドリンク量の目安は次のとおりです．

表3 AUDIT(alcohol use disorders identification test)

問				
問1 アルコール含有飲料を，どのくらいの頻度で飲みますか？				
0 飲まない	1 1カ月に1度以下	2 1カ月に2～4度	3 1週に2～3度	4 1週に4度以上
問2 飲酒する時には通常，どれくらいの量を飲みますか？(1ドリンク＝純アルコール10g)				
0 1～2ドリンク	1 3～4ドリンク	2 5～6ドリンク	3 7～9ドリンク	4 10ドリンク以上
問3 1度に6ドリンク以上飲酒することが，どのくらいの頻度でありますか？				
0 ない	1 1カ月に1度未満	2 1カ月に1度	3 1週に1度	4 毎日あるいはほとんど毎日
問4 過去1年間に，飲み始めると止められなかったことが，どのくらいの頻度でありましたか？				
0 ない	1 1カ月に1度未満	2 1カ月に1度	3 1週に1度	4 毎日あるいはほとんど毎日
問5 過去1年間に，普通だと行なえることを飲酒していたためにできなかったことが，どのくらいの頻度でありましたか？				
0 ない	1 1カ月に1度未満	2 1カ月に1度	3 1週に1度	4 毎日あるいはほとんど毎日
問6 過去1年間に，深酒のあと体調を整えるために朝迎え酒をせねばならなかったことが，どのくらいの頻度でありましたか？				
0 ない	1 1カ月に1度未満	2 1カ月に1度	3 1週に1度	4 毎日あるいはほとんど毎日
問7 過去1年間に，飲酒後に罪悪感や自責の念にかられたことが，どのくらいの頻度でありましたか？				
0 ない	1 1カ月に1度未満	2 1カ月に1度	3 1週に1度	4 毎日あるいはほとんど毎日
問8 過去1年間に，飲酒のため前夜の出来事を思い出せなかったことが，どのくらいの頻度でありましたか？				
0 ない	1 1カ月に1度未満	2 1カ月に1度	3 1週に1度	4 毎日あるいはほとんど毎日
問9 あなたの飲酒のために，あなた自身か他の誰かがけがをしたことがありますか？				
0 ない		2 あるが，過去1年にはなし		4 過去1年間にあり
問10 肉親や親戚，友人，医師，あるいは他の健康管理に携わる人が，あなたの飲酒について心配したり，飲酒量を減らすように勧めたりしたことがありますか？				
0 ない		2 あるが，過去1年にはなし		4 過去1年間にあり

10の質問で，それぞれ0～4点の点数がつけられており，合計40点満点．

表 4「問題飲酒」診断のための AUDIT 質問票の操作特性(対象：成人)[4)]

AUDIT	尤度比
≧8	6.8〜12
<8	0.46〜0.62

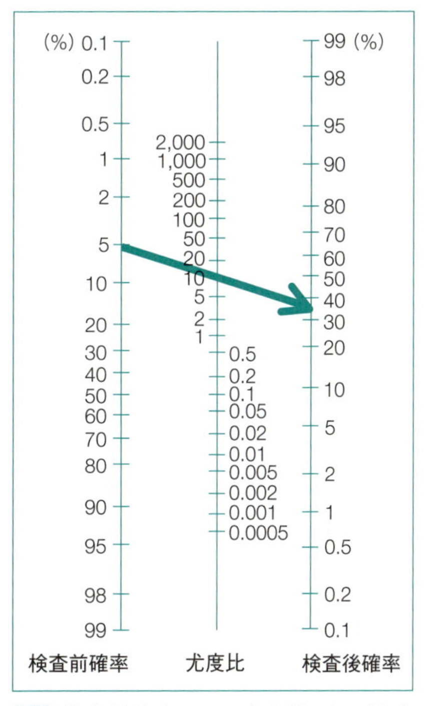

図 2 検査前確率 5%，尤度比 10 の場合の確率変化

推奨される低リスク飲酒（2 ドリンク量の目安）

- ビール：500 mL 缶×1 本
  または中ビン×1 本
- 日本酒：1 合弱
- ウイスキー：ダブル 1 杯
- ワイン：グラス 2 杯弱

表5 SBIRT (Screening, Brief Intervention, Referral to Treatment)[31)]

S：screening(スクリーニング)
患者・利用者を「ふるい分け」，アルコール問題の早期発見を行う．
BI：brief intervention(ブリーフ・インターベンション)
簡易的な「介入」である．スクリーニングの結果を受けて，危険の少ない飲酒と判断された場合には，現在の飲酒が低リスクであることなど情報提供を行う．「危険な飲酒」を行っていると判断された場合には少なくとも節酒を勧め，「乱用もしくは依存症」が疑われた場合には断酒指導とともに次の「紹介」のタイミングを考慮する．
RT：referral to treatment(紹介)
専門治療の必要な患者に，専門家への紹介を行う．紹介を成功させるためにいくつかの工夫が必要であり，適切な紹介方法について理解しておく必要がある．慣れないうちは，節酒がうまくいかない場合にも紹介を考慮してもよい．

R AUDITの操作特性は，どうなっているでしょうか？

G スクリーニング診断が「問題飲酒」の場合の特性を見てみましょう(表4)[2)]．

この症例のAUDITは，計14点でした．

R そうすると，「女性」での検査前確率5％とすると尤度比は約10ですので，検査前確率は図2のノモグラム示すように35％となります．結果は，「問題飲酒」の可能性がかなりある，ということですね．

G そうです．アルコール依存症や問題飲酒は，印象ではなく，きちんとスクリーニングすることが重要ですね．そして，疑いケースでは，「SBIRT(エスパート)」という介入をお勧めします(表5)[33)]．

R 了解しました．SBIRTで介入を予定します．

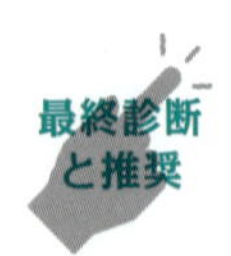

問題飲酒の疑い ➡ SBIRTで介入

19 番勝負の 19

原因不明の身体症状

うつ病か

症例

患者　25 歳，女性．会社員．生来健康．

現病歴　数カ月前より，倦怠感・めまい感・動悸などがあり，近医を受診し血液検査や心電図，頭部 MRI 検査を施行するも，すべて異常なし．

食欲低下や体重減少はなし．ただし，抑うつ，興味の減退，睡眠障害，集中力の低下，思考の緩慢がある．

嗜好歴　飲酒・喫煙ともになし．

バイタルサイン　血圧 120/80 mmHg，脈拍数 66 回 / 分，呼吸数 14 回 / 分，体温 36.3°C．

身体所見　全身外観は良好．意識清明．身体診察・神経学的診察に異常なし．

問題

・この患者は「うつ病」か？

G　今回のケースは，「うつ病」疑いの患者さんです．ストレスの多い現代社会で，うつ病の患者さんが増えてきています．しかしながら多くのうつ病患者さんが，その診断がなされないままでいるということが起きています．原因不明の身体症状(medically unexplained symptoms：MUS)を呈する患者さんでは，かなりの割合でうつ病をもっています．うつ病に対する治療を行うと，身体症状が軽快する患者さんもかなりいます．

日本での重要な死亡原因に「自殺」があります．自殺者のうち，かなりの人々がうつ病をもっています．2015年12月から，職場におけるストレスチェック制度が雇用者側に義務化されました(改正労働安全衛生法)．ストレスに関係するうつ病患者を発見して早期介入することも，1つの目的となっています．

では，今回の症例をみてみましょう．

G では，まず印象をどうぞ．

R 食欲低下や体重減少はないということですので，「うつ病」とまではなっていない印象です．

「うつ病」の定義と有病率

G そうですか．うつ病の有病率について考えてみましょう．どの程度の頻度と思いますか？

R そうですね，数%程度でしょうか？

G セッティングによって異なりますが，**内科系プライマリ・ケアの医療施設であれば，うつ病と気分変調症，その他のうつ病性障害を合わせて，成人の約10%とみておくべきと思います**．精神科専門施設であれば，当然もっと高くなります．

R やっぱり，けっこう多いのですね．これは「コモン」な疾患ですね．

G では，ここで「うつ病」の定義をおさらいしておきましょう．ここでは「うつ病＝大うつ病」としてとらえたいと思います．大うつ病性障害(major depressive disorder)とも呼びます．

表1のうち，項目❶と❷が必ず存在して，かつ合計5項目以上あてはまることが「大うつ病」の定義となっています．また，これらの症状が2週間以上同時期にあること，が条件でもあります．

R 「その他のうつ病性障害」の定義は，どうでしょうか？

G 「その他のうつ病性障害」はさまざまなカテゴリー群を含んでいますが，基本的には大うつ病以外で抑うつ症状を呈する群が「軽症う

表1 大うつ病エピソードの項目リスト

❶毎日の抑うつ・沈んだ気持ち	❻毎日の疲労・気力低下
❷興味・楽しみの喪失	❼毎日の無価値観・罪悪感
❸毎日の食欲低下や体重減少	❽毎日の集中力・決断力低下
❹毎日の睡眠障害	❾希死念慮
❺毎日の動作緩慢・落ち着き欠如	

つ病」です[34].

R かなりヘテロな病気ですね.

G 気分障害の患者さんは複雑なのです. 英語では, depressive disorder not otherwise specified(DD-NOS)などとも呼ばれています.

R わかりました.「気分変調症」は, どうでしょうか?

G 気分変調症(dysthymia)は, 慢性的な抑うつ気分が主体で, 社会や家庭への不適応や罪責感, 人や社会への怒り, 社会からの引きこもり, 興味の喪失, 疲れやすさ, 気力の減退, 生産性の欠如です. では, 米国のデータですが, それぞれの有病率をみてみましょう.

うつ病とその周辺疾患の有病率

- 大うつ病(major depressive disorder)　4.8〜8.6%
- 気分変調症(dysthymic disorder)　2.1〜3.7%
- その他のうつ病性障害(DD-NOS)　4.4〜5.4%

R 上記を合わせると7〜12%になりますね. それで, 約10%ということですね.

G そうです. ただし, 日本のほうが気分障害患者は多いと思いますので,「最低10%」とみるべきでしょうね.

R コモンな問題であるにもかかわらず, 診断されていない人が多い, ということですね.

表2 PRIME-MD(自己記入式はPHQ-2)質問票

Ⓐ物事に対してほとんど興味がない，または楽しめない　(はい／いいえ)
Ⓑ気分が落ち込む，憂うつになる，または絶望的な気持ちになる　(はい／いいえ)

判定法：2項目のうち1つでもあてはまれば，次の質問票に移る．

「うつ病」の診断

G それでは，今回の症例について考えてみましょう．

R 何か，よい診断ツールはありますか？

G 最も簡便なものに，PRIME-MD(Primary Care Evaluation of Mental Disorders)質問票があります．**表2**で挙げた項目で評価していきます．これで初期スクリーニングを行うことが推奨されています．2項目しかないので，自己記入式はPHQ (Patient Health Questionnaire)-2と呼ばれています．

R 次の質問票には，何がありますか？

G その前に，器質的疾患(甲状腺機能低下症，膵臓癌など)による抑うつ状態や，次のような薬剤性の抑うつ状態を除外する必要があります．

薬剤性抑うつ状態をきたす主要な薬剤

- β遮断薬
- カルシウム拮抗薬
- 副腎皮質ステロイド
- 抗パーキンソン病薬
- H_2受容体拮抗薬
- 抗ヒスタミン薬
- 経口避妊薬
- インターフェロン

R これらのなかには“ノーマーク”となっているようなものもありますね．カルシウム拮抗薬もそうですし．

G **「これらの薬剤をスタートして3カ月以内に発症したかどうか」**などが重要ポイントですね．もちろん，**「これらを中止して症状が軽快すること」**もポイントです．

表3 PHQ-9 質問票

Ⓐ物事に対してほとんど興味がない，または楽しめない
Ⓑ気分が落ち込む，憂うつになる，または絶望的な気持ちになる
Ⓒ寝つきが悪い，途中で目が覚める，または逆に眠りすぎる
Ⓓ疲れた感じがする，または気力がない
Ⓔあまり食欲がない，または食べすぎる
Ⓕ自分はダメな人間だ，人生の敗北者だと気に病む，または自分自身あるいは家族に申し訳ないと感じる
Ⓖ新聞を読む，またはテレビをみることなどに集中することが難しい
Ⓗ他人が気づくぐらいに動きや話し方が遅くなる，あるいは反対に，そわそわしたり，落ちつかず，ふだんよりも動きまわることがある
Ⓘ死んだほうがましだ，あるいは自分を何らかの方法で傷つけようと思ったことがある

判定法❶[35)]：過去2週間の症状について，「全くない」「数日」「半分以上」「ほとんど毎日」の4段階で回答する．9つの質問項目のうち，5つ以上が過去2週間の「半分以上」に存在し，そのうち1つに「抑うつ気分(質問項目Ⓑ)」もしくは「興味または喜びの消失(質問項目Ⓐ)」が存在した場合に「大うつ病」を疑う．また，9つの質問項目のうち，2～4つの症状が過去2週間に「半分以上」存在しており，そのうち1つに「抑うつ気分(質問項目Ⓑ)」もしくは，「興味または喜びの消失(質問項目Ⓐ)」が含まれる場合は「その他のうつ病性障害」とする．なお，質問項目Ⓘの「死んだほうがましだ，あるいは自分を何らかの方法で傷つけようと思ったことがある」については，「数日」にチェックがあった場合も1点と数える．
判定法❷[35)]：また，症状レベルの指標として総得点を用いることもできる．回答を「全くない＝0点」「数日＝1点」「半分以上＝2点」「ほとんど毎日＝3点」として総得点を算出したものを，PHQスコアとする(その範囲は0～27点)．0～4点はなし，5～9点は軽微～軽度，10～14点は中等度，15～19点は中等度～重度，20～27点は重度の症状レベルであると評価する．1つのカットポイントのみを選択する場合，「10点以上」が大うつ病性障害が存在する可能性の閾値とする．

表4「大うつ病」診断のための各質問票の操作特性(対象：成人)[35)]

スコア	陽性尤度比の95% CI	陰性尤度比の95% CI
PRIME-MD≧1	2.1～3.2	0.08～0.28
PHQ-9≧10	4.9～7.3	0.02～0.14

R わかりました．では，次の質問票をお願いします．

G PHQ-9質問票があります．**表3**で挙げた項目で評価していきます．最初の2項目はPHQ-2と同じ内容です．

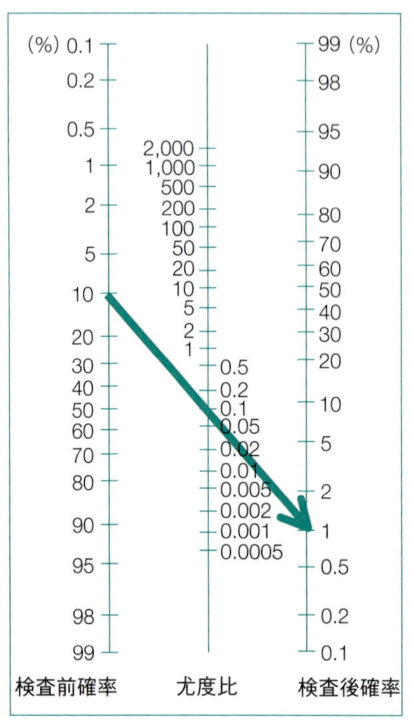

図1 検査前確率10%，尤度比0.1の場合の確率変化

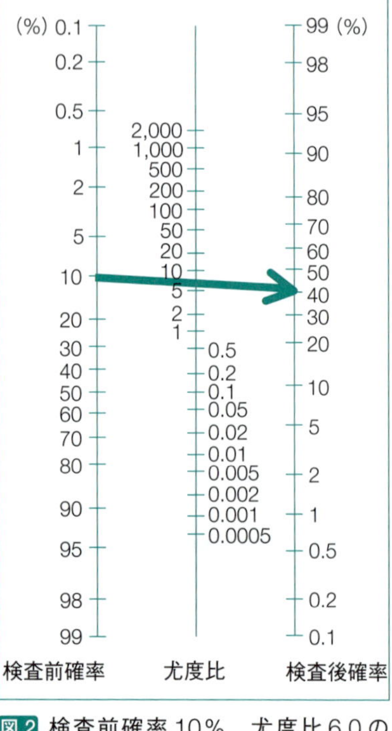

図2 検査前確率10%，尤度比6.0の場合の確率変化

R 大うつ病エピソードの項目リストと似ていますね．

G そうです．診断基準に忠実ということですね．

R この質問票の操作特性は，どうなっているでしょうか？

G スクリーニング診断が「大うつ病」の場合の特性をみてみましょう（表4）．

仮にですが，PRIME-MDが2項目とも「いいえ」であれば，どうなりますか？

R 検査前確率は約10%程度ですので，陰性尤度比約0.1で，図1のノモグラムで示すように検査後確率は約1%となります．

PRIME-MDは陰性尤度比がけっこう「小さい」ので，「除外」に有用ですね．

G たしかに．しかも，2項目ですから簡便ですね．

表5「大うつ病または気分変調症」診断のための質問票の操作特性(対象：成人)[2)]

スコア	陽性尤度比 (95% CI)	陰性尤度比 (95% CI)
PHQ-9≧10	5.9(4.2〜8.3)	0.29(0.23〜0.38)

では，今回の症例をみてみましょう．PRIME-MD が 2 項目とも「はい」でしたので, PHQ-9 を施行したところスコアが 11 点でした．

R 両方の質問票の陽性尤度比を「乗」じて(かけ算して)利用しても OK でしょうか？

G それは，いけません！　なぜなら, PRIME-MD は 2 項目が PHQ-9 の項目にすっぽり含まれているからです．尤度比をそのままかけ合わせてもよい場合の前提は，検査が「互いに独立な時」だけでしたね．

R わかりました．pitfall ですね．

では，PHQ-9 (スコア≧10) の陽性尤度比を約 6 程度としてやってみます．そうすると，検査後確率は図2のノモグラムで示すように 40％となります．大うつ病の可能性が「かなりある」ということですね．

G そうです．ただ，スクリーニング診断が「大うつ病または気分変調症」の場合の特性をみてみましょう(表5)[4)]．

R 「大うつ病または気分変調症」に対する陽性尤度比も約 6 なのですね．最終診断は，どうすればよいのでしょうか？

G これは，もうやはり，正式な診断のための医療面接(半構造化診断面接でも可)ですね．他の疾患の診断と同じです．

R 了解しました！　医療面接で，ナラティブな側面も診てみます．

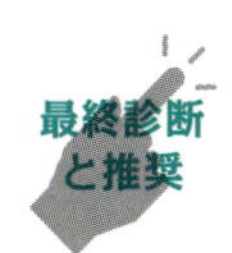

大うつ病または気分変調症の疑い ➡ 医療面接

R 長い間，ご指導ありがとうございました．今後の臨床でも，このエビデンス診断を活用していきます．

G 全19回の対話についてきてくれてありがとう．また会いましょう！

第3章

診断特性の研究を読む

ゴールドスタンダード検査との盲検的な比較が行われているか？

G 今回は診断特性についての論文の読み方についてです．

R どうかよろしくお願いします．

G 読み方といっても，ここでは批判的読み方，についてみていきます．妥当性と有用性の大きく2つに分けてみていきます．まずは妥当性です．これは研究デザインの質で決まります．

R 研究デザインとは，研究の方法ということでしょうか．

G ほとんど同じと考えてよいと思います．まず1つ目は，今回対象となる診察や検査がゴールドスタンダード検査との盲検的な比較が行われているか，ということです．ゴールドスタンダード検査とは，当該疾患の最終診断の根拠となる検査です．固形がんであれば，病理診断がゴールドスタンダード検査となります．

R 他の例としては，たとえば大動脈解離でしたら，ゴールドスタンダード検査は造影CT検査などの画像検査ですね．ちょうど最近，大動脈解離のケースを経験しました．

G よい例ですね．さて，今回対象となる診察や検査がゴールドスタンダード検査との盲検的な比較が行われているか，という基準の例を挙げてみます．先ほどの大動脈解離での診察を考えてみたいと思います．上肢の血圧の左右差という所見があります．

R 上肢の血圧の左右差と造影CT検査の盲検的な比較とは具体的にはどうするのですか？

G それは，造影CT検査の結果を見る前に両上肢の血圧を測定する，ことです．造影CT検査の結果を見てから測定すると，無意識にバイアスがかかって，血圧測定値に影響が加わる可能性が出てきます．

R そうなんですね．

G 腫大したリンパ節触診所見の研究ですと，病理診断結果を見る前に行われた触診所見のデータを調べるべきです．

R がん転移であることを知ったうえで触診すると，バイアスでより硬く触れる可能性が出てくる，という感じでしょうか？

G そうです．

R 不思議ですね．

G 特に不正なデータというわけではありませんが，人間の認知バイアスから影響を受けてしまうのです．

対象群は現実の臨床場面でその診察や検査が適用されるような患者スペクトラムを含むか？

R これはどういう基準でしょうか．

G 急性咽頭炎の診断研究で，もし大学生を対象にして大学のキャンパスの保健室で行われたものとすると，医療機関に受診する患者とは異なるスペクトラムの集団となってしまいます．そのようなことです．

R 保健室と通常の医療機関では患者層が違う，ということですね．

G 同様に，アルコール依存症のCAGE質問票の診断研究でも，もし大学生を対象にして大学のキャンパスの保健室で行われたものとすると，医療機関に受診する患者とは異なるスペクトラムの集団となってしまいます．

R それでは，対象群はどこで探せばよいのですか？

G 診断研究の対象群は実際の臨床現場でリクルートするのが確実です．

診察や検査の結果がゴールドスタンダード検査を実施するかどうかの判断に影響していないか？

R これは，最初に出てきた基準と似ていますが，違っていますよね？

G 異なります．評価対象となる検査の結果でゴールドスタンダード検査を受けない群が出るとバイアスになります．そもそも，そうなると，データ解析から除外されてしまいます．

R 例としてはどのようなものがありますか？

G 悪寒の程度と血液培養陽性との関連を調べる研究で考えてみましょう．悪寒がないケースでは血液培養を取らない，という判断が行われていると，悪寒のないケースはデータ解析の対象群から除外されてしまいます．

R 理解できました．

G 他の例を考えてみましょう．

R そうですね・・・．溶連菌性咽頭炎で咽頭白苔の所見について調べる研究で，白苔がないケースで，ゴールドスタンダード検査である咽頭培養が提出されないとき，ではどうでしょうか．

G 素晴らしい例を挙げてくれましたね．

再検の追加研究ができるように診察や検査の方法について詳細に記載されているか？

G これは妥当性についての最後の基準です．

R 確認の研究ができるようにきちんと説明されていることが妥当性基準に含まれているということですね．

G そうです．例えば，Jolt accentuation of headache の髄膜炎の関連についての研究では，その診察手技が詳細に記載されていたのでさまざまな追加研究がなされるようになりました[36]．最初の研究では，その感度は非常に高い，という結果が出ました．しかしながら，その後の研究ではそれほど高い感度を得ることはできませんでした．

R 1つの研究だけでは確実な評価を得ることはできないので，追加研究ができるように手技の方法について詳細に記載する必要があるのですね．

感度・特異度または尤度比が提示されているか？

G ここからは有用性の基準です．まずは，感度・特異度，あるいは尤度比ですね．これが記載されている必要があります．

R 最初の章で学習したばかりなのでその重要性も理解できます．

G これはもう必須の基準となりましたね．これを記載していなければ，診断特性の研究とはいえませんね．

研究結果の再現性とその解釈についてわれわれの臨床セッティングと適合しているか？

R 臨床セッティングとはどのようなものですか？

G 例えば，日本の市中病院の外来診療，というセッティングなどを指します．そしてもし，心臓聴診についての最近の研究が米国の研修医が検者となって行われたのであれば，その研究での心臓聴診のクオリティは低いと考えたほうがいい．その理由は2つあります．1つ目は肥満者が多いために聴診困難になっていること．2つ目は米国の研修医の聴診スキルが低下していることです．

R そうなんですね．時代が変わるといろいろ変わるのですね．

新しい診断手技はわれわれの患者ケアに役立つような診療スタイルの変化をもたらすか？

G これが最後の基準です．

R 確かに重要性が高そうな基準です．

G 例えば，静脈圧を頸静脈や手背の静脈で診察して所見を取ることができれば中心静脈ラインの穿刺と留置は不要となります．穿刺では機械的合併症のリスクがあります．留置ではライン感染のリスクがあります．身体診察を行うことによってわれわれの診療スタイルに改善をもたらすか，はとても重要ですね．

R わかりました．自分も問診や診察についての研究論文をこれからどんどん読みたいと思います．

G 今回の読み方につきましては文献37の主要な基準を参考にしました．他にも基準がありますのでそれも探しながら勉強してください．

第4章

尤度比一覧

診断に役立つ症状・所見一覧

凡例

尤度比　LR：likelihood ratio

陽性尤度比　LR+

陰性尤度比　LR−

第4章は，webサイトよりPDFデータをダウンロードいただけます．
本書見返しのシールに記載されているユーザ名とパスワードをご用意下さい．
http://www.igaku-shoin.co.jp/prd/03245/

● インフルエンザ診断における各種症状・所見の尤度比(LR)

症状・所見	LR
発熱なし	0.4
咳なし	0.4
鼻閉あり	0.5
くしゃみあり	0.5
発熱＋咳	5.4
発熱	3.8
倦怠感	2.6
悪寒	2.6

● 脱水診断における各所見の尤度比(LR)

所見	LR＋	LR−
体位性頻脈：3分以内に⊿HR＞30回/分	1.7	0.8
体位性低血圧：3分以内に⊿SBP＞20 mmHg	1.5	0.9
腋窩の乾燥	2.8	0.6
口腔内乾燥	2.0	0.3
眼球陥没	3.4	0.5
尿比重＞1.020	11.0	0.09

(注)各研究により脱水の定義は若干異なる．口腔内乾燥と縦走する舌のしわの尤度比は同じなので，ここではまとめて記す．
HR：heart rate(心拍数)，SBP：systolic blood pressure(収縮期血圧)．

●日本人における脱水所見の操作特性

所見	感度(%)	特異度(%)	LR+	LR−
腋窩の乾燥	44	89	4.0	0.6
口腔内乾燥	56	61	1.4	0.7
眼球陥没	22	83	1.3	0.9
皮膚ツルゴール低下	22	72	0.79	1.1
CRT の遅延	22	83	1.3	0.9

(注)この研究では脱水の定義は Osmolality > 295 mOsm/kg を使用.

●肝硬変の診断における各所見の尤度比(LR)

所見	LR+	LR−
黄疸	3.8	0.8
手掌紅斑	4.3	0.6
クモ状血管腫	4.5	0.5
肝腫大	2.3	0.6
脾腫	2.5	0.8
両下肢浮腫	3.0	0.7
女性化乳房	7.0	NS
腹壁静脈の怒張	9.5	NS
腹水	6.6	0.8
肝性脳症	8.8	NS

(注)色文字は本症例で認めた所見，黒文字は本症例で認めなかった所見.
NS＝not significant(有意な値はなし)

● 心不全の診断における各所見の尤度比(LR)

所見	LR+	LR−
既往歴		
心不全	5.8(4.1〜8.0)	0.45(0.38〜0.53)
心筋梗塞	3.1(2.0〜4.9)	0.69(0.58〜0.82)
身体所見		
3音(S3)	11 (4.9〜25)	0.88(0.83〜0.94)
頸静脈怒張(頸静脈圧上昇)	5.1 (3.2〜7.9)	0.66(0.57〜0.77)
肝頸静脈逆流(HJR)	6.4 (0.81〜51)	0.79(0.62〜1.0)
両肺クラックル音	2.8 (1.9〜4.1)	0.51(0.37〜0.70)
胸部単純X線所見		
肺静脈うっ血	12(6.8〜21)	0.48(0.28〜0.83)
間質浮腫	12(5.2〜27)	0.68(0.54〜0.85)
肺胞浮腫	6.0(2.2〜16)	0.95(0.93〜0.97)
心拡大	3.3(2.4〜4.7)	0.33(0.23〜0.48)
胸水	3.2(2.4〜4.3)	0.81(0.77〜0.85)
心電図		
心房細動	3.8(1.7〜8.8)	0.79(0.65〜0.96)
新しいT波異常	3.0(1.7〜5.3)	0.83(0.74〜0.92)
新しい波形異常	2.2(1.6〜3:1)	0.64(0.47〜0.88)

(注)診断仮説は左心機能低下.

● BNP (B-type natriuretic peptide)の値による心不全の尤度比

BNP(pg/mL)	LR
≧250	4.6(2.6〜8.0)
≧100, <250	2.7(2.0〜3.9)
≧50, <100	1.7(1.2〜2.6)
<50	0.06(0.03〜0.12)

● COPDの診断における各所見の尤度比その1(likelihood ratio：LR)

各所見	LR+	LR−
年齢45歳以上	1.3	0.4
40PY以上の喫煙歴	8.3	0.8
「COPD」といわれたことがある	7.3	0.5
気管短縮：喉頭最高位4cm以下	2.8	0.16
所見の組み合わせ		
上記所見4つ全部あり	220	
上記所見4つ全部なし		0.8

(注)PY：pack-year(1日の喫煙箱数×喫煙年数)

● COPDの診断における各所見の尤度比その2(LR)

各所見	LR+	LR−
喫煙55年以上	10.0	
喫煙31〜55年	3.5	
喫煙30年以下	0.23	
聴診で喘鳴あり	4.1	0.25
自覚症状で喘鳴あり	3.8	0.26
所見の組み合わせ		
喫煙55年以上で自他覚とも喘鳴あり	156	
喫煙30年以下で自他覚ともに喘鳴なし		0.02

● 肺塞栓症診断に有意な個々の所見

有意な陽性尤度比をもつ症状・所見(項目：陽性尤度比LR＋)
- 傍胸骨隆起あり：2.4
- 下腿の腫脹または疼痛：2.2
- 呼吸数＞30：2.0
- 収縮期血圧≦100：1.9

有意な陰性尤度比をもつ症状・所見(項目：陰性尤度比LR−)
- 聴診でwheezesあり：0.4
- 体温>38℃：0.5
- 下腿に腫脹も疼痛もなし：0.8
- 呼吸数≦30：0.9

● Centor スコアと RADT の組み合わせによる尤度比（成人）

Centor スコア 2〜4 で RADT 陽性：LR 179（110〜2,861）
Centor スコア 0〜1 で RADT 陽性：LR 26（1.4〜465）
Centor スコア 0〜4 で RADT 陰性：LR 0.09（0.03〜0.24）

● AAD の診断における各所見の尤度比（LR）

各所見	LR+	LR−
高血圧の併存	1.6	0.5
突発性の発症	1.6	0.3
裂けるような痛みの性状	1.1〜11	0.4〜1.0
移動する痛み	1.1〜7.6	0.6〜1.0
血圧の左右差	5.7	0.7
拡張期雑音	1.4	0.9
局所神経脱落症状	6.6〜33	0.7〜0.9
所見の組み合わせ		
上記所見 3 つあり	66.0	
上記所見 2 つあり	5.3	
上記所見 1 つあり	0.5	
上記所見 0	0.1	

● ACS の診断における各所見の尤度比（LR）

各所見	LR+	LR−
喫煙歴あり	2.5	0.85
肩または両腕への放散痛	4.1	0.68
右腕への放散痛	3.8	0.86
嘔吐	3.5	0.87

● 急性胆嚢炎における診察所見の診断特性

所見	LR+（95% CI）	LR−（95% CI）
右上腹部の圧痛	1.6（1.0〜2.5）	0.4（0.2〜1.1）
Murphy 徴候	2.8（0.8〜8.6）	0.5（0.2〜1.0）

● 急性胆嚢炎における診察所見の診断特性

所見	LR＋(95% CI)	LR－(95% CI)
胆石＋超音波Murphy徴候	2.7 (1.7～4.1)	0.13 (0.04～0.39)

● 腹水における「病歴」の診断特性

	症状	LR(95% CI)
腹水の可能性を上げる症状	腹囲の増大あり	4.1(2.3～4.7)
	最近の体重増加あり	3.2(1.7～6.2)
	両下肢の浮腫あり	2.8(1.8～4.3)
腹水の可能性を下げる症状	腹囲の増大なし	0.17(0.05～0.62)
	最近の体重増加なし	0.42(0.20～0.87)
	両下肢の浮腫なし	0.10(0.01～0.67)

● 腹水における「身体所見」の診断特性

症状	LR(95% CI)
波動(fluid wave)あり	5.3(2.9～9.5)
移動する濁音界(shifting dullness)あり	2.1(1.6～2.9)

● いくつかの重要な腰痛疾患の検査前確率

• 腰椎椎間板ヘルニア	20%
• 椎体圧迫骨折	4%
• 腰椎すべり症	3%
• 脊椎悪性腫瘍	0.7%
• 強直性脊椎炎	0.3%
• 脊椎感染症	0.01%

●腰痛患者における「腰椎椎間板ヘルニア」の各種所見の診断特性

症状（神経根レベル）	LR＋（95% CI）	LR－（95% CI）
SLR 検査（L5〜S1）	1.1（1.0〜1.1）	0.34（0.25〜0.40）
CSLR 検査（L5〜S1）	2.2（1.8〜2.8）	0.81（0.77〜0.87）
STS 検査（L4〜L5）	26（1.7〜413）	0.35（0.22〜0.56）

●高感度 D-dimer 結果による検査後確率

検査前確率グループ	高可能性	中可能性	低可能性
D-dimer 上昇	63	25	11
D-dimer 正常	8.6	1	0.5

●中程度感度 D-dimer 結果による検査後確率

検査前確率グループ	高可能性	中可能性	低可能性
D-dimer 上昇	67	34	17
D-dimer 正常	19	4.4	0.9

●末梢性めまいの診断的中率と尤度比

	的中率	LR
症候クラスターすべての項目が陽性	陽性 85%	7.6
症候クラスターに陰性項目1つ以上あり	陰性 68%	0.6

● 手根管症候群に対するフィジカル手技の検査特性

	LR+ (95% CI)	LR− (95% CI)
Tinel 徴候	1.5(1.2〜2.1)	0.82(0.72〜0.93)
Phalen 徴候	1.3(1.2〜1.5)	0.74(0.62〜0.87)

● パーキンソン病に対する診察の操作特性

所見	LR+ (95% CI)	LR− (95% CI)
固縮	2.8(1.8〜4.4)	0.38(0.19〜0.76)
固縮と動作緩慢	4.5(2.9〜7.1)	0.12(0.03〜0.45)
振戦	1.5(1.0〜2.3)	0.47(0.27〜0.84)
症状の非対称性	1.8(0.98〜3.2)	0.61(0.41〜0.91)
Myerson 徴候	4.5(2.8〜7.4)	0.13(0.03〜0.47)
継ぎ足歩行が困難	2.9(1.9〜4.5)	0.32(0.15〜0.70)

● 血清アルブミン値による低栄養*への尤度比

アルブミン値	LR(95% CI)
<3.0 g/dL	陽性尤度比　3.3(1.6〜6.9)
≧3.0 g/dL	陰性尤度比　0.88(0.79〜0.95)

*専門家による主観的包括的評価(subjective global assessment：SGA)による判定.

● 低栄養スクリーニングスコアによる低栄養*への尤度比

低栄養 スクリーニングスコア	LR(95% CI)
≧2	陽性尤度比 13　(2.9〜6.1)
<2(0〜1)	陰性尤度比 0.27(0.19〜0.39)

*専門家による主観的包括的評価(subjective global assessment：SGA)による判定.

● LAW モデルによる低栄養*への尤度比

LAW モデルスコア	LR(95% CI)
≦747.2	陽性尤度比 6.1 (4.0～9.6)
>747.2	陰性尤度比 0.10(0.03～0.25)

*専門家による主観的包括的評価(subjective global assessment：SGA)による判定.

●「アルコール依存症」診断のための CAGE 質問票の操作特性(対象：成人)

CAGE	LR(95% CI)
≧1	3.4(2.3～5.1)
=0	0.18(0.11～0.29)

●「問題飲酒」診断のための AUDIT 質問票の操作特性(対象：成人)

AUDIT	LR
≧8	6.8～12
<8	0.46～0.62

●「大うつ病」診断のための各質問票の操作特性(対象：成人)

スコア	LR+ の 95% CI	LR− の 95% CI
PRIME-MD≧1	2.1～3.2	0.08～0.28
PHQ-9≧10	4.9～7.3	0.02～0.14

●「大うつ病または気分変調症」診断のための質問票の操作特性(対象：成人)

スコア	LR+ (95% CI)	LR− (95% CI)
PHQ-9≧10	5.9(4.2～8.3)	0.29(0.23～0.38)

●高齢男性における無症候性腹部大動脈瘤に対する診察所見の診断特性

所見	LR+(95% CI)	LR−(95% CI)
動脈瘤のサイズ> 4.0 cm	16(8.6〜29)	0.51(0.38〜0.67)
動脈瘤のサイズ> 3.0 cm	12(7.4〜20)	0.72(0.65〜0.81)

●治療抵抗性の高血圧患者における病歴や診察所見の診断特性

所見	LR+(95% CI)	LR−(95% CI)
収縮期および拡張期の血管雑音聴取	39(10〜145)	0.62(0.49〜0.73)
収縮期のみの血管雑音聴取	4.3(2.3〜8.0)	0.52(0.34〜0.78)
動脈硬化性疾患の既往	2.2(1.8〜2.8)	0.52(0.40〜0.66)

●乳がんに対する診断特性

所見	LR+(95% CI)	LR−(95% CI)
訓練された医師による触診の所見	11(5.8〜19)	0.47(0.40〜0.56)

●内頸動脈狭窄：内頸動脈の 70〜99%狭窄に対する血管雑音の診断特性

所見	LR＋(95% CI)
血管雑音あり	3.0(1.3〜7.1)
血管雑音なし	0.49(0.36〜0.67)

※血管雑音陰性でも狭窄は否定できないので，陰性尤度比は記載せず.
また，完全閉塞では血流がなくなるので血管雑音も消失する.

●中心静脈圧に対する身体所見の診断特性

所見	LR+(95% CI)	LR−(95% CI)
中心静脈圧上昇に対する肝頸静脈逆流の診断特性	4.4(1.8〜10)	0.48(0.22〜1.1)
中心静脈圧上昇に対する頸静脈圧上昇の診断特性	3.1(1.6〜6.0)	0.50(0.37〜0.68)
中心静脈圧低下に対する頸静脈圧低下の診断特性	3.4(1〜9.9)	0.65(0.28〜1.2)

●甲状腺腫大に対する甲状腺触診の診断特性

所見	LR+(95% CI)	LR−(95% CI)
小児における触診可能な甲状腺	3.0(2.5〜3.5)	0.30(0.24〜0.37)
妊婦における触診可能な甲状腺	4.7(3.6〜6.0)	0.08(0.02〜0.27)

●肝腫大に対する肝下縁触知の診断特性

所見	LR+(95% CI)	LR−(95% CI)
触診による肝下縁の触知	2.0(1.5〜2.8)	0.41(0.3〜0.55)

●脾腫に対する診察の診断特性

所見	LR+(95% CI)	LR−(95% CI)
触診法	8.2(5.8〜12)	0.41(0.30〜0.57)
トラウベの三角の打診による濁音	2.3(1.8〜2.9)	0.48(0.39〜0.60)

●急性虫垂炎の診断予測

	LR+(95% CI)	LR−(95% CI)
急性虫垂炎診断スコアの診断特性	3.1(1.9〜5.0)	0.26(0.19〜0.35)

Alvarado (MANTRELS) スコア	(陽性≧7)
心窩部から右下腹部への痛みの移動	1点
食思不振	1点
嘔吐	1点
右下腹部痛	2点
反跳痛	1点
37.3℃以上の発熱	1点
白血球数 10,000/μL 以上	2点
白血球の左方移動(好中球> 75%)	1点

● 静脈血栓症 DVT 診断スコアによる診断予測

深部静脈血栓症における Wells スコア	
治療の終了していない癌	+1
麻痺あるいは最近のギプス装着	+1
ベッド安静 4 日以上または手術後 4 週未満	+1
深部静脈触診で疼痛	+1
下肢全体の腫脹	+1
下腿直径の左右差が 3 cm より大きい	+1
患肢の pitting edema	+1
患肢の表面静脈拡張	+1
DVT 以外のより確からしい鑑別診断がある	−2

Wells スコアによる DVT の可能性予測%(95% CI)
スコア≧3, 高可能性 53(44~61)
スコア＝1~2, 中可能性 17(13~23)
スコア＝0, 低可能性 5.0(4~8)

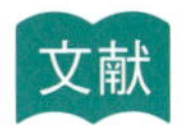

1) Sackett D, et al : Clinical epidemiology. 1st ed. LWW. 1990.
2) Tokuda Y, et al : The degree of chills for risk of bacteremia in acute febrile illness. Am J Med 118(12) : 1417, 2005. PubMed PMID : 16378800
3) Mangione S, et al : Cardiac ausculatory skills of internal medicine and family practice trainees. A comparison of diagnostic proficiency. JAMA 278(9) : 717-22, 1997. PubMed PMID : 9286830.
4) Simel D, et al : The Rational Clinical Examination : Evidence-Based Clinical Diagnosis. JAMA & Archives Journals, McGraw-Hill, 2008.
5) McGee S : Evidence-Based Physical Diagnosis, 3rd ed. Saunders, 2012.
6) Johnson DR, et al：Dehydration and orthostatic vital signs in women with hyperemesis gravidarum. Acad Emerg Med 2(8) : 692-697, 1995.
7) Eaton D, et al：Axillary sweating in clinical assessment of dehydration in ill elderly patients. BMJ 308(6939) : 1271, 1994.
8) Gross CR, et al：Clinical indicators of dehydration severity in elderly patients. J Emerg Med 10(3) : 267-274, 1992.
9) Bartok C, et al：Hydration testing in collegiate wrestlers undergoing hypertonic dehydration. Med Sci Sports Exerc 36(3) : 510-517, 2004.
10) Shimizu M, et al：Physical signs of dehydration in the elderly. Intern Med 51(10) : 1207-1210, 2012.
11) 岡田定，他(編)：内科レジデントアトラス．医学書院，2001.
12) Kishimoto M, et al : Prevalence of venous thromboembolism at a teaching hospital in Okinawa, Japan. Thrombosis & Haemostasis 93(5) : 876-879, 2005.
13) Lim H, et al : Risk factors for venous thromboembolism in Japan : a hospital-based case-control study. Hawaii Med J 66(9) : 236-239, 2007.
14) McGee SR : Evidence-based Physical Diagnosis. Elsevier, 2012.
15) Chagnon I, et al : Comparison of two clinical prediction rules and implicit assessment among patients with suspected pulmonary embolism. Am J Med 113(4) : 269-275, 2002.
16) Le Gal G, et al : Prediction of pulmonary embolism in the emergency department : the revised Geneva score. Ann Intern Med 144(3) : 165-171, 2006.
17) Parker C, et al : Antipsychotic drugs and risk of venous thromboembolism : nested case-control study. BMJ 341 : c4245, 2010.
18) Centor RM, et al：The diagnosis of strepthroat in adults in the emergency room. Medical Decision Making 1(3) : 239-246, 1981.
19) Calviño O, et al：Association between C-reactive protein rapid test and group A streptococcus infection inacute pharyngitis. J Am Board Fam Med 27(3) : 424-426, 2014.
20) Christensen AM, et al：Are procalcitonin or otherinfection markers useful in the

detection of group A streptococcal acute tonsillitis? Scand J Infect Dis 46 (5) : 376-383, 2014.
21) Little P, et al：PRISM investigators. Clinical score and rapid antigen detection test to guide antibiotic use for sore throats : randomised controlled trial of PRISM (primary care streptococcal management). BMJ 347 : f5806, 2013.
22) Little P, et al：DESCARTE investigators. Predictors of suppurative complications for acute sore throat in primary care : prospective clinical cohort study. BMJ 347 : f6867, 2013.
23) Clouse WD, et al : Acute aortic dissection : population-based incidence compared with degenerative aortic aneurysm rupture. Mayo Clin Proc 79 (2) : 176-180, 2004.
24) Green L, et al : What alters physicians' decisions to admit to the coronary care unit? J Fam Pract 45 (3) : 219-226, 1997.
25) Stankovic I, et al : Aborted myocardial infarction in a patient with rapid progression of Wellens syndrome. J Emerg Med 43 (3) : e181-184, 2012.
26) Chandra D, et al : Travel and risk for venous thromboembolism. Ann Intern Med 151 (3)：180-190, 2009.
27) Hansen PA, et al : Clinical utility of the flick maneuver in diagnosing carpal tunnel syndrome. Am J Phys Med Rehabil 83 (5) : 363-367, 2004.
28) O'Gradaigh D, et al : A diagnostic algorithm for carpal tunnel syndrome based on Bayes's theorem. Rheumatology (Oxford) 39 (9) : 1040-1041, 2000.
29) Cranford CS, et al：Carpal tunnel syndrome. J Am Acad Orthop Surg 15 (9) : 537-548, 2007.
30) Rempel D, et al : Consensus criteria for the classification of carpal tunnel syndrome in epidemiologic studies. Am J Public Health 88 (10) : 1447-1451, 1998.
31) Lee JL, et al：Serum albumin and prealbumin in calorically restricted, nondiseased individuals ; a systematic review. Am J Med 128 (9) : 1023, 2015.
32) 吉本尚：知っておきたいアルコール問題への対応方法――SBIRT，特集 見逃してはいけない！アルコール関連問題．JIM 23 (11)：943-945, 2013.
33) 五十野博基，他：アルコール依存症の予防・早期発見・介入(SBIRT)，特集 依存症――最近注目されている依存症を中心に(薬物依存症)．日本臨床 73 (9)：1528-1535, 2015.
34) 熊野宏昭：軽症うつ病の診断――プライマリケア医へのメッセージ．第129回日本医学会シンポジウム記録集，pp34-39, 日本医学会，2005.
http://jams.med.or.jp/symposium/full/129034.pdf(2016年2月8日現在)
35) 村松公美子：身体科におけるうつ病のスクリーニングツールの留意点. NOVA出版. http://nova-med.com/utsu-scr/muramatsu.php#3(2016年2月8日現在)
36) Uchihara T, Tsukagoshi H : Jolt accentuation of headache ; the most sensitive sign of CSF pleocytosis. Headache 31 (3) : 167-171, 1991.
37) Guyatt G, et al : Users' Guides to the Medical Literature ; Essentials of Evidence-Based Clinical Practice, 2nd ed. McGraw-Hill Professional, 2008.

索引

数字・欧文

N

P

R

S

T

V

W

和文

あ

い

う

え

お

か

き

く

け

こ

し

す

せ

た

ゆ

よ

り